协和从医札记

（第2版）

——关注过敏　学会分析

文昭明　编著

中国协和医科大学出版社

图书在版编目（CIP）数据

协和从医札记：关注过敏，学会分析 / 文昭明主编 . —2 版 . —北京：中国协和医科大学出版社，2017.12

ISBN 978 - 7 - 5679 - 0903 - 8

Ⅰ.①协… Ⅱ.①文… Ⅲ.①医院 - 人间关系 - 研究 - 中国 Ⅳ.①R197.322

中国版本图书馆 CIP 数据核字（2017）第 191645 号

协和从医札记（第 2 版）——关注过敏 学会分析

编　著：	文昭明
责任编辑：	戴小欢

出版发行：**中国协和医科大学出版社**
（北京东单三条九号 邮编 100730 电话 65260431）

网　址：www.pumcp.com
经　销：新华书店总店北京发行所
印　刷：北京朝阳印刷厂有限责任公司

开　本：710×1000　1/16 开
印　张：11.5
字　数：160 千字
版　次：2017 年 12 月第 1 版
印　次：2017 年 12 月第 1 次印刷
定　价：35.00 元

ISBN 978 - 7 - 5679 - 0903 - 8

作者简介

　　文昭明，著名变态反应学家，北京协和医院主任医师、教授。1948 年考入华西协合大学医学院（后改名四川医学院）。1954 年毕业后从事临床工作至 2014 年。2011 年获北京协和医院"杰出贡献奖"。其事迹登载于 2012 年 5 月 11 日《健康报》。

　　她临床经验丰富，在工作中善于捕捉疑点，发现问题。20 世纪 80 年代初期，在国内首次发现变应性支气管肺曲菌病，填补了国内空白；在国内率先开展了婴幼儿变态反应的临床诊治工作；在国内首次发现花粉症与植物类食物过敏之间的密切关系等。

　　在临床救治患者的过程中，《健康报》称：她能在山重水复走向柳暗花明。她勇于实践，先后在国内外发表文章 70 余篇，编著出版专业书籍和科普书 5 本，其中《变态反应性疾病的诊治（从婴儿到成人）》（后再版），作为国内第一部关于婴幼儿变态反应的专著，深受同行的欢迎。后又编著出版了《呼吸系统变态反应疾病诊断治疗学》和科普书《解读过敏》等；参与编写专著 13 本。2014 年退离临床后，她仍笔耕不辍，撰写本书初版，深受大家喜爱。

再版前言

　　本书初版于 2015 年 2 月发行，北京协和医院院报和《生活与健康》杂志等先后对其进行了赞扬和推荐。只两年的时间，初印的图书销售一空，这是我始料未及的。在它受到同道和广大读者欢迎的同时，我在欣慰之余，又深感不安，因为书中尚有一些不足之处，有待完善。近应中国协和医科大学出版社邀请再版，我决心尽心尽力将其完成。本书中故事和例证均略有增加，我希望通过实例生动说明问题。

　　最后，我要感谢国家图书馆的宝贵文献，中国医学科学院医学图书馆和北京协和医院病案室的同事们。试想如果没有这些文献资料，没有这些历史见证的老病历，我的工作将会怎样？

　　我本希望为年轻医生、为广大读者提供一本集知识、趣味于一身的好书。但由于水平所限，恐难以尽如人意，不足之处还请大家不吝指出。

文昭明

2017 年元旦

前　言

　　近年来，医患关系的讨论不绝于耳，作为一位从事临床工作多年的医生，我在此谈谈自己的一管之见。本书介绍了七个故事，记录了对 62 位患者的诊治过程，其中不仅有经验，也有教训。希望可以在医患关系中加入一点正能量的东西，从而对年轻医生有所裨益，这就是我写这本书的目的。

　　本书首先提到要关爱病人，特别在他们病久了，心烦意乱、焦虑不安，甚至消沉、失望之际，再加上就诊前的种种困难，情绪不好是正常的。我们换位思考，多几分体谅，多几分关怀，会使他们的情绪向好的方面转化，也有利于病情的改善。

　　在书中我是这样记述和认识医患关系的。在诊断未明确之前，医生是侦察员，患者是协助者；诊断明确之后，医生和患者是并肩与病魔作斗争的战友。因此，从始至终，我们都是站在一条战线上的。从整体看，广大患者群体与医生的关系是好的。

　　我们用什么武器与病魔作斗争，为患者服务呢？那武器就是坚实的医学知识。在尽心尽力为患者服务的过程中，也会学到不少新的知识，因此，在临床上，服务与学习是相辅相成的，我们也就在工作中锻炼成长着，书中对此有详细的描述。

　　临床研究工作是从临床来，再回到临床去，小问题解决了是经验，大问题解决了是科研成果。书中记述了不少这方面的例证。

　　在疾病和病因的诊断中，我告诉年轻医生，先从详问病史着手，然后随着诊断的需要，步步深入，病魔终会浮出水面。

　　还有，个人的力量是单薄的，要善于与医院内外的同事协作，互相取长补短，最终使患者得益。我的一些临床问题，就是在朋友的帮助和协作下解决的。

　　岁月如流，从医六十年来，我对患者好，患者对我也好，历历往事和一幕幕感人情景，常在眼前浮现，难以忘怀。这本小书真实地记下了我工作中的点点滴滴，也记下了患者对我的深情厚意。

我院医学图书馆多次为我大开方便之门，主动帮我查找资料，为我打印，我感谢他们！

我感谢病案室的同事们，他们在艰苦的环境中，不厌其烦、多次爬上爬下为我查找几十年前的老病历。

我要感谢经常帮助我去国家图书馆查阅资料的友人李善征高级工程师。

封底绽放的九朵百合花，是我试种成功的，这寓意深刻的花，带着我的祝愿和关爱给年轻医生，给读者。让我们一起将这带着美好祝愿的百合花和关爱送给病友。

限于笔者水平，诚恳希望读者不吝指出书中不当之处。

北京协和医院变态反应科

文昭明

2014 年 9 月

目　录

关　爱　篇

勤 学 篇

诊 断 篇

防 治 篇

探　索　篇

体 会 篇

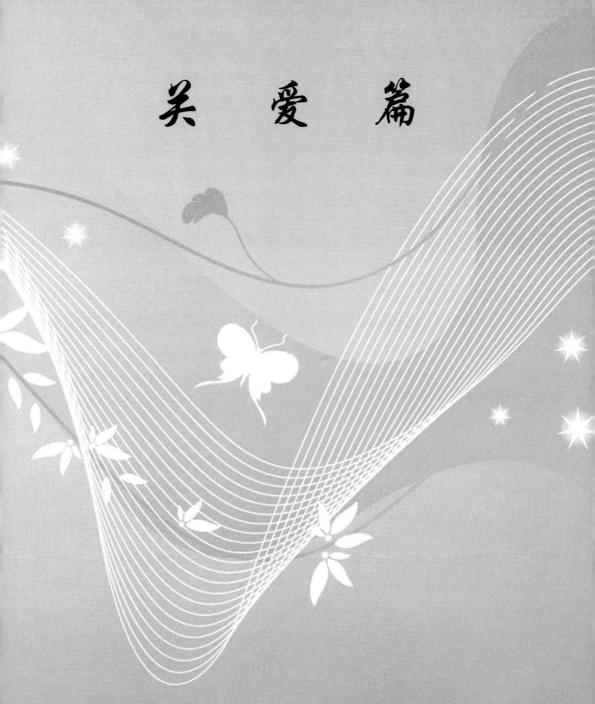

关 爱 篇

　　人人都应有一颗善良的心。在他人有困难或危急之时，这颗心会让你不顾一切出手相助。医生更是如此，他们的善良之心表现在行动上，就是关爱病人。

　　有人说医患之间水火不容，应该是指医生和病魔之间，而患者是我们并肩与病魔作斗争的战友。但他们是战场上的新兵，不免会担心、害怕，我们应多关心、爱护和帮助他们。时间一久，"久病成良医"，这时就成了名副其实的并肩作战的亲密战友了。

　　事实上绝大多数医生对待医患之间的关系不仅是这样想的，也是这样做的。我在这里谈谈自己的一点体会，希望能达到"抛砖引玉"的目的。

✿ 一、大爱无垠

　　医生救人不顾自己，古今中外文献屡有记载。他们中有我们仰望的圣者，有我们学习的榜样，他们的事迹感人至深。我从其中摘登几位。

📖 故事1：盛寅救人不顾命

　　《健康报》曾登载一则故事，题目为《盛寅救人不顾命》。故事的大意如下。

　　盛寅是明代人，他医术精湛，医德高尚。相传其秉性耿直，有次为救治太子妃，差点丢了性命。

　　那年，盛寅和众太医给太子的新宠张妃会诊，张妃停经多月，有下腹痛、厌食等症状。众太医诊毕，皆随声向太子道喜，说张妃怀了龙胎，要养血安胎。太子不胜欢喜。可盛寅诊察后却断然否定，他率直对太子说：

　　"禀千岁，这是瘀血郁经，是病不是孕。"

　　一旁的太监怒了："千岁面前岂敢放肆乱言，还不赶快谢罪！"

　　太子沉着脸让盛寅开方，略知医药的太子见是一张破血逐瘀方，立刻恼了。

　　"这样的虎狼药不仅伤胎，还会伤爱妃之命，岂敢轻用。"

　　说完不等盛寅解释，便下旨把盛寅关入大牢，又命别的太医开了一张保胎补血药给张妃服。但用药无效，又请盛寅开方，可盛寅处方仍旧，且加大了剂量。

太子拍案道："你这样执迷不悟，难道不要命了？"

盛寅面不改色："千岁，一命重千金，这是医德。臣只知按病遣药，不会苟且投好。"

太子大怒，命人给盛寅上了枷锁，并一面命太监煎药，一面在盛寅面前摆上刑具。

"要是打下胎儿，立即处死。"

随后又派御林军包围了盛寅的家。

药煎好后，太子再次对盛寅说："你再想想，打下金枝玉叶，坏孤龙脉，是要满门抄斩的。"

盛寅面不改色："请用药吧！"

张妃服药后不久，宫女来报："启禀千岁，打下的是一团黑紫色血块，腥臭异常，并无胎儿。"

太子愣了半天，后转怒为喜，赶快释放了盛寅，用仪仗送他回家，并赐重金。全家人见他安然而回，又悲又喜，都劝他再勿固执。

盛寅却淡淡一笑说："当时我只想救人，哪顾自己的性命呢！"

为了救人命，他坚持自己的正确意见，宁死不屈，视死如归。这是多么伟大的医生！多么崇高的医德！

 故事2：他担着风险保战士的手

这是1997年《健康报》的一篇报道。黎鳌教授是院士，是德高望重、医术精湛的整形外科医生。一天，一对新婚夫妇去感谢他。黎教授抓起客人的右手，不禁回忆起两年前的情景，感慨地说：

"梁强，为了你这只手，我们担了很大的风险呀！"

两年前，梁强因救人重度烧伤，经医务人员的抢救，保住了生命。护士在换药时发现，部分手指已呈干性坏死，右手掌肌肉广泛坏死，送检发现有真菌感染，同时心肌也有损害，且存在败血症的危险。按常规，建议马上截肢，以斩断真菌的"魔爪"。当时部队首长、患者的亲属均签字同意截肢，但黎教授却坚持要给他保住一双对人生如此重要的手。

　　这一承诺，无疑给自己出了一道难题。经过三次周密的会诊、讨论，黎教授毅然决定采取一种特殊的方法，最后成功了。战士的手保住了。

正如他在前面说的，为了挽救患者的这只手，他不计个人得失，担了很大的风险也在所不惜。

 故事 3：救人不计得失的好医生

　　一位耳鼻喉科医生急诊收治一例喉部突然被异物梗塞的患儿，孩子呼吸十分困难，命在须臾之间，亟需手术取出异物。可怎么劝，家属硬是拒绝在手术申请单上签字。怎么办？这位医生毅然抱起了孩子，进了手术室，取出了异物，孩子转危为安，家人感激不尽。

这件事深深地感动了许多人。这位医生一心只想着救患儿，不计个人的得与失，是我们学习的榜样。

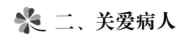 # ✿ 二、关爱病人

（一）西方医生的《希波克拉底誓词》

　　两千多年前，希腊有一位伟大的医生，希波克拉底。根据他的思想而形成了《希波克拉底誓词》。之后的每一位医生在从事这项职业前，必须向神宣誓。誓词中有这样几句很重要的话："……我只履行根据我的智能和判断力认为有益于病人的医疗措施，而不做任何有损和加害于病人的事。"

　　《健康报》这样评价：《希波克拉底誓词》中所包含的高尚医德思想和崇高精神，永远不会随着岁月的流逝而泯灭其光辉。

　　现在以医生为职业的我们，不会向神宣誓，而是在心中向祖国、向人民保证，永远以一颗善良的心去帮助每一位病人。

　　这就是医德。

"不做任何有损和加害于病人的事"。作为医生，起码应做到不为一己之利，给患者开不必要的检查和检验，不给患者开不需要的药。

（二）关注弱势群体

我常听以前"中国之声"中的"冬吴相对论"，其中有许多富含哲理的东西。我在此介绍的故事，就是我众多喜爱中的一个。

 故事4：两位神仙下凡考验人们的善良

两位神仙吕洞宾和汉钟离假扮成乞丐，下凡到一个村里讨饭，听说一位农妇乐善好施，就去了她家，岂知这位农妇助人是有条件的。为乡里乡亲做好事，起码能为她传名，可这两位外来乞丐做不到，帮他们一点"用"也没有，她没有给他们饭吃。两位神仙又到了另一家讨饭，这家主人名王重阳，看他们可怜，就做饭请二人吃。在这两位神仙的帮助下，此人后来也得道成了神仙。

故事中的两位乡亲，核心价值观不同，前者帮助别人是为了给自己传名，后者是出于同情，不求回报。

其寓意是，助人应该不分贫和富，不问官和民，不计个人得与失。作为救死扶伤的医生，更应当如此。

例1：两位就医的农民

2009年8月11日早7点多，我正在诊室做开诊前的准备，两位中年男女进来问："你是文大夫吗？"

"是"我抬头回答，看起来是一对农民夫妇。

"今天终于挂上了你的号。"

他们显得很高兴，征得我的同意后，将大包小包放在了诊室的一角，还有卷起来的高高耸立的席子，看来这几天他们都是睡在露天里。至此，同情之心油然而生。

这位47岁的女患者，在丈夫的陪伴下，从山东远道来京就医。他们进入诊室后，在诉说病情的过程中低下了头。

病史：哮喘5~6年，每年6~8月发作，喘重，那时正是她下地劳作的时候，患者未出现过眼鼻过敏症状。几年来花了许多钱，用了许多药，都不见好，孩子已上高中，也不得不辍学。说到这里，他们满面愁容。

说完病情后，她问："我的病能治好吗?"

虽然双肺都是哮鸣音，但当前支气管哮喘是能控制的。

我肯定地回答："能"。

我看以前大夫开的两种药是对的，纠正了她的吸药方法后，患者自觉哮喘顿时好了许多。

经皮试证实是对真菌过敏，下一步就涉及取血和脱敏的事了。考虑皮试结果与病史相符，决定不再取血检验。

是否要脱敏?

我这样考虑：如果脱敏，患者或其家人需多次来京购药，每瓶药物注射的次数也多，疗程长达3~5年，患者费时又费钱，还不能确保有效。如果不脱敏，利用这笔钱的一部分，让患者在6~8月，一方面吸这两种药（经口吸入的抗炎药和平喘药），一方面去它处避一下，避免过敏原是对过敏疾病最好和最根本的治疗方法。

权衡脱敏与不脱敏这两种方式对她的利和弊，我想暂不脱敏而采取避免过敏原的方法更适合她。我将这个想法告诉他们，并留下了联系方式。最后这对夫妻和我紧紧握手告别，满心欢喜而去。

送走她们时，我还特别提醒："让孩子上学去!"

不久，又一位患哮喘病的农村大嫂前来复诊，翻开小病历看，一年前我曾给她看过。她很感激我，说病情好多了。

我说："我们应该感激你们才对，你们是我们的衣食父母啊!"

她一下紧握住我的双手，竟激动得说不出一句话。看完病回去后，打来电话说："……我们一家人都感激你。"

我感慨不已，人与人之间，医生和患者之间，是平等的。这社会是你帮我，我帮他，他又帮他……的一个圈，环环相扣，缺一不可。

上面两位就诊的患者，让我想起了：

> 锄禾日当午，汗滴禾下土。
>
> 谁知盘中餐，粒粒皆辛苦。

我们应该多关心他们才是。

患者来到门诊，有时会错挂成我科的号，不管是否为我科疾病，我都力所能及地为他们解答一些问题。

例2：我让退休老工人放宽心

20世纪80年代中期的一天，一位70多岁的老大爷进了诊室。这是我当天看的最后一位患者，以后的时间都是我的，服务台同事曾告诉我，这位老大爷好像有一些委屈，这时我可以让他尽情述说。

我问："老大爷，哪儿不舒服？"

他说："我从1962～1982年做油漆工作，前17年在一个7m²的房子里工作，最初上面来检查说应该安装一个通风机，我向领导请示了几次，他们要我学雷锋，我想也对就不再要了。最后3年做喷漆工作，后来知道这工作对人的伤害很大。1982年开始头痛、头晕、恶心、呕吐，医院诊断为梅尼埃病，经治疗后一度好转。今年2月在骑车过程中，突然晕倒，逐渐眼前像隔有一层塑料布，脚像踩在棉花上一样，还有头晕。我已经跑了十几家医院。"

"某医院医生说，'你哪儿有病就到哪科看。'他们把我转到神经科、眼科。照了CT，说我有脑梗。什么脑梗？你看我左右手好端端的，腿也是这样。"

他一边说，一边抬起了胳膊和腿。

他接着说："有一天中午，我突然在电视中看到油漆对人的伤害，先伤肺，后伤眼。我就有这样的症状。因此，我又去了职业病医院。"

他提高了颤抖的嗓门说："最后，他们把我转到了精神病医院。"

"我现在一个人没法出来，由老伴陪着。听说你们能治，就起早挂了号来了。"

他大概想我们能治"变态"呢！

从患者的叙述中我得知，患者做油漆工多年，那时未得到应有的保护，很可能对他有伤害。现在病了，在求医的过程中，少数医生不理解，认为他有精神病、无理取闹。他能不委屈？能不伤心？我很同情他，但同时我又知道这病无法治愈。我决心开导他，说：

"老大爷，我们科只看过敏病，不看中毒的病。既然他们表示不能治，就再不要东跑西颠地去找烦恼。即使给你算了一个职业病，按工伤处理，也不过多拿几个钱（那时我知道诊断为工伤，可多拿3%的工伤费），仍然无法治愈，却把你折腾得够呛！何苦呢！不如心情愉快舒畅，做做气功，打打太极拳，必要时再去医院取点对症的药。把问题看开些，我看这样对你的病更有利，你说呢？"

我的几句话，说得老人直点头说谢谢。完后，老人拄着拐杖到了诊室门口，在拉开门的一瞬间，又回头来说：

"大夫，你真好！"

这短短的几个字感动着我，我一直记在心里。

我看了一位非我科的患者，没有给药，也没有做任何检查，仅仅作为一个医生给予患者应有的同情和安慰，竟使患者如此感激。用我们的心去温暖他们。

医生必须要有同情心！

例3：消除身矮大学生的愁肠

一位中年妇女在特需诊室门口等我。待我看完病后，她进来了，要我给她的儿子加个号看一下病。翻开病历看，我未看过，再仔细看了一下，这也不是我科的疾病。我告诉她：

"我看不了这个病，这病不属我科。"

她哭起来了，哭得那么伤心，边哭边说：

"我在一个医院为孩子矮看了病。大夫看了片子后说骨头已经合拢，不会再生长，三言两语打发了我们。孩子回家后，不吃不喝，情绪低落极了。无论如何请你给他谈谈。他现在楼下大厅，如果你同意了，我这就去叫他上来。"

看她这样，我有点同情他们，这时已不能挂号，征求护士长的同意后，我说：

"好吧！你让他上来，我看看。"

从病历看，这孩子已经20岁了。

我问："现在有多高？"

"一米五。"

孩子来了，我看他皮肤黝黑，身体壮实、匀称，也很帅。

我微笑着捏了一下他的胳膊说：

"真棒！现在做什么？"

"读大二。"

我又问："哪个学校?"

"XX大学。"

"真行！你们中学班里有多少同学考上大学?"

"十几个。"

"那另外几十个未考上的同学呢，他们羡慕你们吗?"

孩子笑了，"嗯"了一声。

"男孩可长到25岁，你还有希望再长一点。但你也要做好另一种可能的思想准备。人一生就是这样，只要你为人诚实、善良、学习努力、工作勤奋，别人就会尊敬你，在国外也是这样。人的外表和服饰只是给人一个最初的印象，时间一长，就看他内在的东西了，这就是一般人说的'事久见人心'，你说是吗?"

他直点头。

我又说："一个人要多看到自己的优点，善于发挥自己的长处。不要在那里'庸人自扰'，你说是不是?"

他又笑了。

此时已过了午间12点。最后母子俩高高兴兴地走出了诊室。

（三）耐心答疑

害了病，心理负担重，甚至产生抑郁、恐惧，特别是一些慢性过敏性疾病患者，只要有时间，不妨多谈谈，以解除他们心头的疑虑。

例4：冷过敏休克患者问了五个问题

1999年6月6日，就诊的是一位37岁、身体健壮的男士。

他告诉我：1984年开始对冷过敏，遇冷后全身起荨麻疹，每年1~2次。随着时间的推移，过敏次数增多，过敏症状越来越重，持续的时间也越来越长。最近一次发生在前晚去游泳池游泳时。下水约两分钟，游了约70米，突觉全身发痒，立刻上岸躺下，盖上毛巾被，全身红肿高出皮肤，头晕、目眩、呕吐，1个多小时后才恢复。

我将一小块冰贴在他前臂掌侧的皮肤上，贴冰后20秒钟局部发痒，5分钟局部起了与冰块大小相等的风团，确诊对寒冷过敏。

他问："我每天都洗冷水脸，对不对？"

我说："每天洗冷水脸是对的，一般称为冷脱敏，在医学上称为冷的去敏治疗。不过你用的这个方法只能使你适应那样冷的温度，如果水温过低，仍然会发病。因此，应在原有的基础上继续循序渐进的降低水温。一般来说，首先要掌握好起始的温度，起始温度不能太低，太低会引起症状，浸泡于冷水的时间也不能过长（一般 15～20 分钟即可）。此外，也与个人的敏感程度有关。如患者特别敏感，对不太冷的温度也会过敏。举例来说，如果水温为 10℃，浸泡 5 分钟就出现了过敏症状，那就将水温升高一点，以不出现症状为度。在此基础上再慢慢降低温度，一般能耐受 11℃ 水温即可维持。这样久而久之，你对日常生活中的冷就去敏了。"

但去敏后只能耐受轻到中度对寒冷的暴露，游泳是全身接触冷水，相当于大量（即大面积）暴露于寒冷，仍然会诱发症状。了解这一点很重要。此外，去敏后暴露于太低的温度也会诱发症状。

他又问："下水前我还服了一片欣民立，为什么没有起作用？"

"这种过敏一般由肥大细胞分泌的组胺引起，抗过敏药就是抗组胺药，你用的欣民立就是其中的一种。为什么不起作用？有几个可能：第一，这类药要 15～30 分钟才起作用，你服药后很快就下水了，那时药效还未产生；第二，可能就是因为你服了药，症状才轻一些；第三，大量暴露于寒冷，会引起组胺的大量释放，一般的药量抗不住。"

他问的第 3 个问题是，"这病能预防吗？"

我说："对冷过敏有两个因素，你自身的敏感体质和环境因素（寒冷）。敏感体质在相当长时间是不会变的，它使你容易患这类疾病，而环境因素就促使你发病。患病后预防发病的办法是避免去寒冷的环境，不接触冷的物品包括避免用冷水、不吃冰棍等。但寒冷很难完全避免，根治方法就是以冷去敏。"

"还有，这两个因素在引起过敏时，作用不全相等，有的患者非常敏感，环境温度稍低一点，就会出现很严重的症状；有的患者不太敏感，只在相当寒冷的环境才会发病。不过患者敏感性不是一成不变的，它会随着时间的推移而有改变。"

"我原来很好，什么病都没有，怎么就过敏起来了？"

"对冷过敏常在不知不觉中发生，又可在一定时间内消失。何时发生、何时消失，是你的体质和环境两个因素在起作用，治疗可促进其好转，会好的，不必着急。我们单位的一位同事对冷过敏，在一个冬天，还曾让我开了一张不能早去上班的证明，发病三年后就不再对冷过敏了。"

我又接着说："注意在出现症状以后，要立刻到暖和的房间里去，大约 30 分钟就好了。"

"从前去海南游泳也痒过，出来（指离开水面）就好了。这次我躺在岸边还盖上了毛巾被，为什么症状持续这么久？"这是他的第 5 个问题。

我又说："海南阳光充足，离开水面就能晒到太阳，暖和了，自然很快就好了。在北京，天气不及海南暖和，你虽然盖了毛巾被也不行，对冷过敏与受冻的处理方法不一样。受冻后先要用凉水擦身，一点一点地增加温度，慢慢暖和过来才行。而对冷过敏则要立刻到暖和的室内，这样才会很快好转，在室外岸边躺着，只盖了一床毛巾被是不够暖的。这样不但症状消失得慢，偶尔还会继续加重呢！"

"还有，过敏性休克是低血容量休克，因为血管内的大量液体跑出了血管，到组织间去了，这种情况使患者看起来不缺液体，实际血管内却缺少液体，应赶快饮水，最好是淡盐水以补充血容量。"

"以上这些原因使你一个多小时才好。"

患者已有抗过敏的药以备不时之需，不必再开别的药，仔细讲明道理，患者满意而去。

❀ 三、重要的心理暗示

（一）心理暗示的正能量

例 5：医生治好了她的"失明"

这已经是 40 多年前的往事。当时我所在的医院来了一位公社医院的护士，双眼失明。

原来，该公社医院自制注射用的安瓿药剂，制备好后，先要在工作人员身上试注射，没有问题再给患者用。这位护士是因为用本院配制的注射药给自己打针，引起了双目失明，来到医院求治的。

一位细心的眼科医生仔细检查后，没有发现眼睛有问题，决定用一种特殊的方法治疗，最后治好了她的病。

这位医生是我的好友，她告诉了我治疗的全过程。

医生告诉她，手头有一种进口药能治好她的病。那时进口药十分稀罕，这在心理上给患者树立起治愈的信心。治疗的第 1 天，医生将患者带到暗室，在眼周涂上安慰剂，再擦掉，如此反复数次。接着第 2 天，她一边涂药，一边跟患者聊天说话，继续增强她的信心。到了第 3 天，终于能看见东西了，医生牵着她进去，她自个儿走着出来，什么人和物都能看见，"病"好了。

医生用暗示、鼓励和关怀治好了她的"失明"。

这是我第一次感受到心理暗示的魅力。

（二）心理暗示的反面教训

例 6：她的"病"是医生不经意的话引起的

说到心理暗示，我想起了发生在 2002 年 5 月 27 日的一件小事。那天我正在接诊患者，突然进来 3 个人，神情很紧张，说要咨询一下，坐下来就不走了，他们那种企盼的眼光，让我无法拒绝，我请他们出去等一会儿，待我按序看完后再进来。

患者看完后，他们进来了。这三人中，两位是老年夫妻，一位是他们的女儿，患病的是这位老太太。

她说："20 多天前去医院看牙病，医生说，得先将神经杀死，于是就塞了一个很小的颗粒在牙上，让 36 小时后取出。但取时听这位医生说，取出的时间较规定的时间晚了一天。我心里就不安了，两三天后我就觉得头晕、耳鸣，接着全身乏力，手足发麻，一直不好。请问大夫，是不是过敏？"

看来患者思想负担很重，我得好好给她解释一下。

我说："你不是过敏，因为出现的不是过敏症状。"

"会不会是中毒？"

我答："也不像，因为急性中毒出现症状快速，而你在几天之后才出现症状，出现症状后几天之内就会见分晓，你的病不好不坏持续至今，不像。"

我轻轻敲了她的膝和跟腱部，反射正常。

我又说："还有，你下肢的肌腱反射都很好，说明下肢没有瘫痪，再加上你的症状看不见，也摸不着，不像有大问题，可去神经科检查一下，没问题就可完全解除思想顾虑了。"

她老伴和女儿完全同意我的意见，较来时放松许多，最后，三人高兴而去。

医生不经意的一句话，竟使患者及其家人如此紧张，我们说话可得多注意啊！

例7：他患的不是"晚期癌症"

某报上登载了一篇文章，是表扬一位口腔科医生的。

大意是：北京的一个口腔科门诊，抬进来一位患者，他躺在担架上，瘦骨嶙峋，眼窝深陷，很像一个晚期癌症患者。可这位医生左检查右检查也找不着癌症的根据。只得再回过头来仔细询问病史。

原来，患者被初诊的医生诊为癌症，把他吓坏了，情绪随之低落，不吃、不喝、不睡，人也明显消瘦，这下医生一看，不但是癌症，还是晚期呢！这个诊断反过来又加重了患者的思想负担。最后家人想，那就死马当成活马医吧！

工会领导也问："你有什么要求？"

患者说："我想去北京看看天安门。"

于是，由4个人抬着他，陪着他，来到北京，看了天安门。

既然来到北京就顺便看看病吧。医生否定了原来的诊断，抬担架的人先回去了，患者丢掉了思想包袱，不久他自己也高高兴兴地回了家。

 故事5：狱医吓死了死刑犯

这是一个久远的外国故事，几年前曾在中央电视台科技频道（CCTV-10）播出过，也在《参考消息》中登载过。故事大意是这样的。

一天，监狱官对一位死囚犯说，有一种不痛苦的、新的行刑方式，如果他同意使用，将给他的家人一笔优厚的抚慰金。监狱官告诉他，行刑的方法是为他注射一种麻醉剂后，割断他的手腕动脉，让血不停地流直至流尽而死。囚犯同意了。

行刑当天将他的双眼蒙上，打了局部麻醉针，并在手腕上划了一

"刀"，囚犯只听到滴答、滴答的流血声，时间一分一秒地过去，在越来越疲惫、虚弱的情况下，他就这样一命呜呼了。

其实狱医只是用刀背在他的手腕上划了一下，囚犯听到的是滴水声，然而毫发无损的他竟让这一假象夺去了生命。

故事告诉我们，这就是心理暗示的反面教训。

不良的心理暗示既可使健康者变成患病者，已病者病情加重，甚至还可置人于死地。反之，好的心理暗示可使心理障碍者重新振作起来，鼓起生活和工作的勇气，改变疾病的进程，特别是对那些依赖性强，对疾病心理负担很重的患者，亲人和医生的话语特别重要。

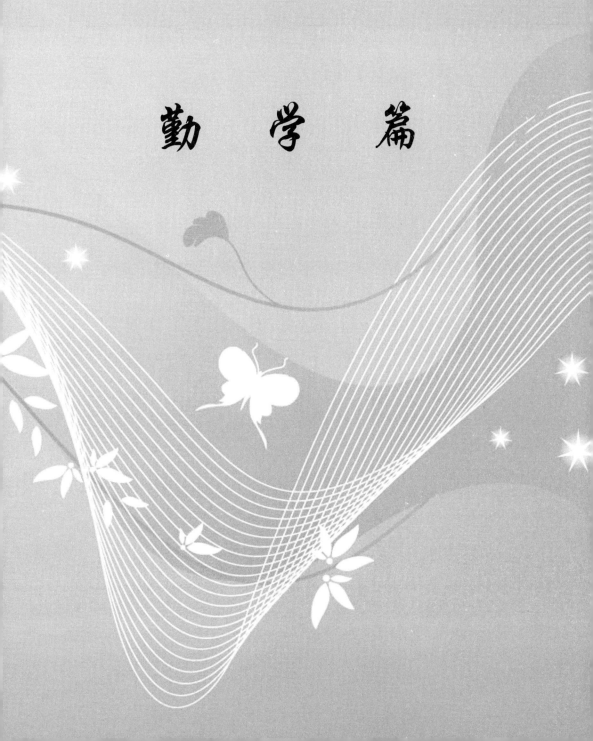

勤　学　篇

故事6：海伦·凯勒刻苦勤学之路

海伦·凯勒在 20 个月大时，因病成了又聋又盲又哑的残疾孩子，家人因此对她十分怜惜，溺爱有加。孩子不懂事，随心所欲，毫无规矩可言，谁也管不了。她 7 岁时，父母请来家庭教师，这位教师虽然心中也对她怜爱有加，但在生活上却对她严加管束和教育。在她的帮助下，海伦·凯勒成了著名的作家。故事就从这位伟大的教师爱思文开始说起。

她先让海伦学规矩，然后教她学知识，并不断对她提高要求。从零开始，一点一滴往高处引领。比如先带她到太阳下感受阳光的温暖，用手在她的掌心里写上"sun（太阳）"，带她到水龙头前淋水，让她知道，这就是"water（水）"……经过这位伟大的教师几十年的辛勤耕耘，海伦·凯勒以惊人的毅力，克服重重困难，刻苦学习，每天至少学习 10 个小时，终于学完从小学到大学的全部课程（包括 19 岁时考上哈佛大学）。经过不懈努力，她不但通晓 5 种文字，还出版了 14 本著作，其动人事迹一时风靡全球。1965 年，在她 85 岁生日时，被选为"世界十大女性"之一。

这个故事告诉我们，克服困难，努力学习，像笨鸟一样先飞，终会做出成绩的。如果不学习，在困难面前低头，就会像狼孩一样，再好的遗传基因也没有用。

一、学无止境

关于勤学，古时有许多警语："学无止境"、"温故而知新"、"学然后知不足"、"学问之道，如逆水行舟，不进则退"……最后一句，是我读高小一册（相当于现在小学五年级）时，由于得了第一名，学校奖给我的一个小小镜框中写的，是我终生不忘的一句话。

学一点知识（也包括实践），知道一点，学两点知识，就连成了一条线，学了三点就可能成了三维结构，再四点、五点、六点……点与点相连，成了网络，知识成了网络，就会使人思路开阔，就能举一反三，联想增多。加之心中充满正能量，就能更好地为患者服务。

❀ 二、又学又问的学问

有了好的"全心全意为患者服务"的愿望，与病魔作斗争还必须要有武器，这武器就是坚实的专业知识。要不，用什么来制服病魔、为患者诊治呢？还有，学问学问，又学又问，我们的知识就是这样累积起来的。

光学不问，可能考试成绩很好，用时才感到力不从心。诺贝尔物理学奖获得者李政道先生曾说："求学问，先学问。只学答，非学问。"意思是要想求得学问，必须先学会问问题。不会问问题，那不算是学问。因此，学问的核心是一个"问"字！历史上的许多发明创造，都是先从一个"问"字开始的。

我这样理解：背出来的知识是别人的，问出来的知识才是自己的。

向谁学？向谁问？

患者、老师、自己、书本。

一问患者。临床医生的实践就是深入临床，接诊患者。患者既是我们的服务对象，也是我们在临床认识事物的第一位老师，我们是在不断为患者诊治的实践中学习成长起来的。

二问老师。提起老师，我总是激动不已。

我想起了毕业后刚走上工作岗位时的一次下乡医疗，与我在一起的一位护士，在注射青霉素后出现了严重过敏反应，当时只有我一人在，我给她皮下注射了一针 $1:1000$ 肾上腺素，使她转危为安。我怎么知道肾上腺素可急救严重过敏呢？这是深藏在我内心深处的学校老师教诲的结果。

大学毕业后，我曾先后到三个不同的岗位工作，是西藏日喀则人民医院儿科的余德钫、新疆维吾尔自治区人民医院儿科的杜文慧、北京协和医院变态反应科的张庆松和叶世泰四位老师，将我扶上马，再送上一程。这份师谊，我终生不忘。

1958 年，全国儿科知名专家、北京协和医院儿科的周华康教授，亲赴我所在的新疆维吾尔自治区人民医院儿科，每日查房、指导我们的临床工作整整一个月。他高尚的医德，高超的医术，深深地教育和感化着我们。

20多年后，我来到了北京协和医院，虽已不在儿科工作，他仍热情相助。他不顾年迈，为我补英语，修改外投稿，为我解疑，鼓励我……不管是在医德、医术上，还是在为人上，他都是我学习的榜样。我一直珍藏着他在1998年3月14日寄给我的一封信，信中充满鼓励和鞭策的话语，我至今不忘。

时光倒流至50多年前。一位6个月大的重症肺炎患儿，在他命悬一线之际，我想到了电解质紊乱的问题，经血清检测证实为低钠综合征后，我精确计算出了应给予的高张钠液量，最后挽救了他的生命。

1963年，我被派赴北京市儿童医院学习班学习，有幸聆听多位全国著名儿科专家讲课，我对其中邓金鎏教授讲的水电解质平衡和失衡的纠正，特别感兴趣，回到医院，学到的知识常用于纠正小儿腹泻引起的脱水和代谢性酸中毒。这次我能将这位患儿救活，要感谢北京市儿童医院的老师，是他们教给我新的知识，我再将其应用于临床的结果。

我还想起北京生物制品研究所的连文远研究员。我们在工作中相识，并建立了友谊。他专业水平高，我常请教他一些有关免疫、疫苗方面的问题，他总是耐心地给我解答。譬如我问："预防传染病如麻疹接种的是麻疹疫苗，预防风疹接种的是风疹疫苗，为什么预防天花接种的是牛痘，而不是天花疫苗？"类似的问题，经他解惑，我获得不少这方面的知识。

"三人行，必有我师焉"。没有任何工作可以由一个人独立完成，都是大家努力、相助、协作的结果。

三问自己。在深入临床实践后，会发现许多问题，对这些问题锲而不舍地穷追下去，才能探索出个究竟。经验就是在这穷追不舍、探索解决问题的过程中累积起来的（见例8～10）。

四问书本。书本中记载着作者丰富的经验和教训，以及一些新的知识和进展。在临床遇到问题，在实践中、在书本中寻找答案。如变应性支气管肺曲菌病（allergic bronchopulmonary aspergillosis，ABA、ABPA）的认识和发现，首先得益于一本书（《Cellular, Molecular, and Clinical Aspects of Allergic Disorders》）的启示，在这之前，我连这个病名也未听说过。

�֍ 三、医生临床经验的累积

例8：洋洋为什么拒喝牛奶？

1982 年 10 月 18 日，5 岁半的洋洋以支气管哮喘来我门诊就医．其母称孩子还对牛奶过敏，坚决拒喝牛奶，牛奶皮内试验呈（＋＋＋）强阳性。

对牛奶过敏者通常不会拒食的，我们试着端上一杯牛奶放在他的面前，他立刻试图推开（图1），不成，就用手蒙住眼睛，并大哭起来直到牛奶被拿走。

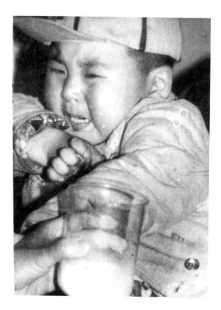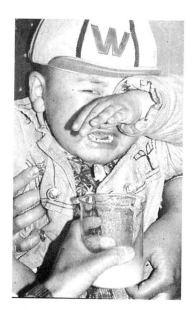

图1　洋洋坚决拒喝牛奶

他为什么拒喝牛奶？这是留在我心中的一个疑问。直到不久后，来了一位对牛奶过敏的成年患者，疑团才被解开。

例9：牛奶过敏患者讲述喝牛奶时的口腔感觉

1983 年 1 月 3 日，一位 46 岁的女性患者来我科就医。

她说："我对牛奶过敏，不能喝牛奶。"

我立刻警觉起来，请她讲讲喝牛奶后的感受。

她说："给你讲个故事吧！"

"20世纪60年代正值困难时期，我住在部队医院，那里是包伙，每天早饭均有一杯牛奶，我都送给别人喝了，病友们左劝右劝，我只得试试，第一口喝下去像满口都是沙粒，黏膜也变粗了，喝第二口时，这种感觉到了咽部（图2），我立刻吐出，并漱口才好。"

原来是这种出现得很快的不适感，使洋洋拒喝牛奶。

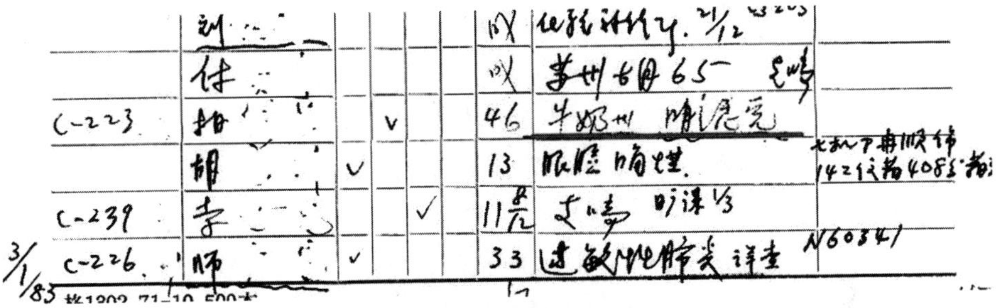

图2　当年登记本的记录

解读为："C223XXX，杨某某，女性，46岁。牛奶皮试呈（+++）强阳性，（服牛奶后的）口腔感觉"

是什么病理改变引起了这种不适感？这是我的又一个问题。

我又问书本，查阅有关文献资料后了解到，这是口腔黏膜在接触牛奶后立刻产生的接触性荨麻疹出现的症状。原来如此！国外文献说，大约3%对牛奶过敏者有拒食牛奶的症状。当时我初步观察国内情况，牛奶过敏者中的拒食者要高于此数。

例10：其母称孩子挑食，原来是过敏

过了3年多，在1986年5月14日，一位年仅1岁半的小儿，以哮喘反复发作久治不愈，来我科门诊就医。

说完病史后，其母又补充说："孩子还有一个挑食的坏毛病，他不爱吃鸡蛋，不得已，只得将鸡蛋搅成蛋花混在牛奶中喂食。"后经皮内试验证实鸡蛋呈（+++）强阳性。他拒食鸡蛋，其母误认为孩子挑食，想方设法让孩子吃鸡蛋，结果小儿哮喘不断，用药后只是一时好转，不久又会发作。

这时我已经有了一定的经验，孩子来我科按过敏检查，最后确诊为对鸡蛋过敏（图3）。拒食鸡蛋是因为鸡蛋在口腔中引起了接触性荨麻疹，出现了不适，使孩子拒吃鸡蛋，完全避食后，哮喘的症状就消失了。通过

这个病例，我知道不只牛奶，其他食物也可在口腔引起接触性荨麻疹，引起不适感。

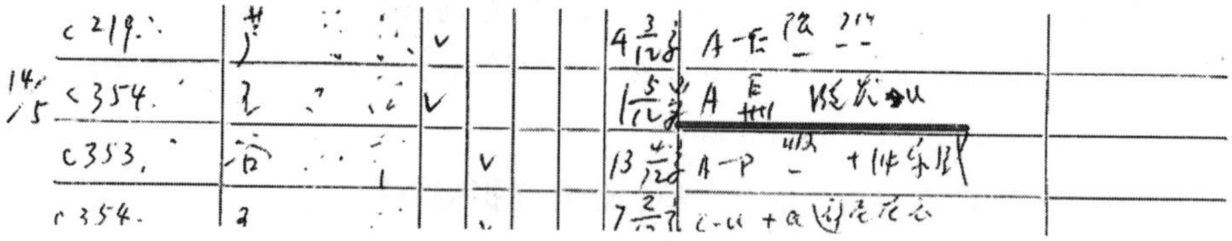

图3 当年登记本记录

解读为：1986年5月14日，病案号C354XXX，王某某，男性，17个月。哮喘，

皮试鸡蛋呈（++++）强阳性，（口服）激发引起了荨麻疹（U）

又过了两年，1988年5月26日，其母带孩子复诊，称孩子已不喘，皮试鸡蛋也转阴。我告诉她孩子可进食鸡蛋，但应先从小量开始，再逐渐加量。

从上面几个病例可以看出，我是如何依靠临床，从无知到一步步学到新知识的。先是问自己，洋洋为什么拒喝牛奶？这问题得追下去。3个月后，门诊来了一位牛奶过敏、不能喝牛奶的成年患者，我又问患者，她告诉我喝牛奶后口腔的不适感觉，洋洋拒喝牛奶的原因找到了。但这感觉是什么病变引起的？我再问书本，从书本中明白了，原来这是牛奶引起口腔内的接触性荨麻疹。几年后，来了一位拒食鸡蛋、被家人误认为"挑食"的哮喘幼儿，其诊断就易如反掌了。

医生的临床经验，就是这样从"问"字开始，一点一滴积累起来的。

诊　断　篇

在此，先将本书中常提到的几个名词的中英文对照介绍如下：

变态反应科或过敏反应科（Department of Allergy），支气管哮喘（bronchial asthma）又称为哮喘病（asthma），变应原或过敏原（allergen），变应性或过敏性疾病（allergic disease），免疫球蛋白 E（immunoglobulin E，IgE）。

科室的年轻医生、进修医生帮我、跟我，我们互帮互学，融洽共事。我们讨论门诊患者的诊断和治疗问题。二者相比较，诊断是基础，应先行。

下面谈谈我对过敏性疾病诊断的一点体会。

一、详问病史

治疗过敏性疾病前，需要确定疾病的诊断，并尽可能明确病因。变态反应科和其他科比较，最大的一个优势是：一旦找到病因并避免后，大多数过敏性疾病的症状可很快好转或消退。因此，不只是疾病的诊断，疾病病因的探寻同样十分重要。图 4 表明病史可提供重要线索，因而，详问病史是诊断中重要的一步。

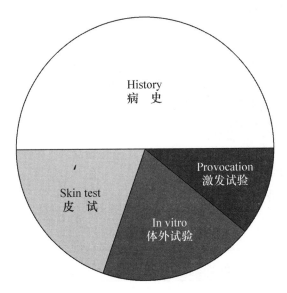

图 4 过敏性疾病病因的诊断中，各种检查方法的重要性

（摘自 Johannes Ring《Allergy in practice》，2006）

例11：奇怪的染发液过敏

一位40岁男性患者从外地来京就诊。病史是：1年多前第一次染发4~5小时后，头发边际出现皮疹，洗澡后全身出现皮疹，奇痒。当地医生诊断他对染发液过敏（属过敏性接触性皮炎）。经治疗后明显好转，以后再未染发。但一年来仍经常头皮瘙痒，全身出现痒疹，时轻时重，其表现和皮疹的分布，与染发过敏引起的皮疹一样，原因不明，因此前来就诊。

看来患者对染发液过敏的诊断可以确定。但有两点难以解释。

第一，患者的过敏症状发生于第一次使用染发液后。由于体内的细胞不认识它，一般第一次接触不会出现症状。只有在多次接触后，机体致敏了，才会在以后的接触中出现过敏反应。而这位患者的症状发生于第一次接触后，无法解释。

第二，虽然患者未再染发，相同症状却反复出现。过敏的最佳治疗是避免接触，患者已经避免接触1年多，仍然出现症状，这一点也难以解释。

染发引起的过敏属于迟发的接触性皮炎，皮肤试验是为IgE介导的速发过敏性疾病寻找过敏原，对本病病因的诊断没有价值，只有从病史中找线索。因此，我仔细询问病史。

"你确实未再染发？"

"确实。"

"周围有没有人染发？"

陪同来的儿子说话了："对了，我妈在染发。"

我赶忙问："她是什么时候开始染的？现在还在染吗？"

终于了解到如下情况。

原来，患者的妻子在两三年前先于其夫开始染发，并一直持续至患者就诊时。夫妻间同床而眠，共用梳子，使患者在第一次染发前就与染发液有接触，从而早已致敏，以致在"第一次"染发时就出现了过敏症状。实际上，那时他已经不是第一次接触染发液了。以后虽然患者本人未再染发，但其妻染发如旧，也就解释了为什么后来本人虽未染发却持续存在与其妻染发时间一致、时轻时重的症状的原因。此后其妻再未染发，患者的病也就随之痊愈。

本例再次说明详细询问病史，查找原因，进而避免，对过敏性疾病的治愈十分重要。

例 12：全身奇痒原来是 84 消毒液在作祟

2009 年 9 月 8 日，门诊的首位就诊者是一位 55 岁的妇女，她皮肤瘙痒 4 年多，痛苦不堪，多方诊治无效，从河北来我科就诊。

患者称，4 年前开始常年皮肤瘙痒，并日渐加重，但从未起过皮疹，长期服用开瑞坦、美能等抗过敏药无效。做过多项检查，包括血常规、血清生化、抗核抗体、抗甲状腺抗体和其他多种抗体，均未发现异常。

她说："当时我都不想活了，经常哭，他们又说我患的是更年期综合征。"后来从网上查到我，就来了。她思想负担很重，将治愈的希望寄托在我们的身上。

常规的皮肤试验未发现过敏原，又取了血液进行实验室检验。

我一直认为，找病因不能只依靠皮试和血液实验室检验，仔细询问病史，是寻找病因的重要手段。我左问右问……

最后问："家中用消毒液吗？"

她答："用，我天天都用 84 消毒液洗内裤和洗脸毛巾。"

"怎么洗？"我问。

"先用洗涤剂洗干净，再用 84 消毒液泡一会，略微清洗一下就完了。"

她自认为皮肤瘙痒是不洁所致，于是用了消毒剂，瘙痒无改善，又认为剂量不够，再加量，结果越用越痒，越痒越多用，成了恶性循环。

问题可能就在这里，我嘱咐她再不要用任何消毒剂。

两天后来科复诊，多项血清检测，均未查到过敏原。

初诊后 10 天即 9 月 17 日再次复诊，她告诉我，痒感已从内到外，能忍住，不需服药了。

我又说："多年的病不会一下子就好了，有一个渐进的过程，有时还会有小的反复，慢慢来，会好的。"

她说："我都不知道该怎么感谢你了！"其实这句话就是对我最大的感谢。

1 个月后即 10 月 10 日，她打来了电话，除了谈她的病外，还与我朋友似的聊起了家常。

本例也说明详问病史的重要性。此外，她的发病与消毒剂有关，后来又诊断多例。消毒剂和其他化学剂日益广泛应用于家庭、托儿所、餐厅等公共场所，成了皮肤瘙痒、咳嗽的新诱因，应充分重视。

例 13：小伙一身痛的原因

2001 年 9 月 29 日，一位 28 岁的小伙来到诊室。

他说："我浑身难受，不舒服。"

但他始终说不清到底病在哪儿。我边问边猜，反复问，最后总结出，他上肢酸痛，足底胀，腰痛，全身难受。

从小病历本上知道，他看过神经科、骨科，曾诊断为 DC 综合征（即游戏机综合征），器质病变待除外，骨科疑为强直性脊柱炎。

我对他的病产生了怀疑，又开始问了起来。

我问："是外地的吧？来京几年了？"

"是，来京已经6年了。"

问："做什么工作的？"

答："厨房炒菜。"

"哟！是位大师傅。"

问："每周休息几天？"

"没有休息。"

"每天工作多久？"

"十几个小时。"

试想他整天站在那里，一手拿着铲，一手端着锅，不停地在那里翻锅炒菜，一定很累。这很可能就是他病痛的原因。

我很同情他，拍着他的肩膀说："小伙子，你太累了，换换工作吧！"

事后在一旁的进修医生说："当你说这句话的时候，我看他眼圈都红了。"

他因工作来不及做进一步检查就匆匆走了。

走前，我一遍又一遍嘱咐他，出去走走，舒展舒展筋骨，会好的。

我一直牵挂着他，可他一直未再来。

例14：两岁小儿咳嗽，原来是学爷爷

冬冬是一个1岁11个月大的男孩，已咳嗽半年，于2013年3月14日来我科就诊。但他在夜里和玩的时候从来不咳嗽，也从未喘过。我看孩子在诊室里跑来跑去，精神很好，胸部听诊双肺也未闻异常。

血清检验：T-IgE（总IgE）10.1kU/L（属正常范围），小儿过敏病常见的几种过敏原如尘螨、混合真菌等的特异性IgE均为0级，儿童吸入过敏原过筛试验亦为0级。

通过上面的检查和血清检验，可以排除过敏所致咳嗽，但是什么原因引起

的咳嗽？我很想为他弄个明白。

根据他夜里和玩耍时从不咳嗽的特点猜想，会不会是习惯性咳嗽，这是5～7岁孩子多见的毛病。这种咳嗽，孩子可重复、可忍住，但冬冬年龄太小，很可能听不懂，无法配合。我仍想试试。

"冬冬，你咳几声给我听听。"我连说了几遍，他只盯着我，不吭声。看着孩子无反应，其母很着急，连忙说："冬冬，学爷爷咳嗽，学爷爷咳嗽。"

说者无心，可我却听出了另一层意思，问题终于弄清楚了。原来孩子的父母上班，白天就将冬冬交给爷爷带，爷爷有慢性支气管炎，常咳嗽、清嗓，时间久了冬冬便开始模仿。冬冬很可能是习惯性咳嗽。

咳嗽的原因基本找到了，转移孩子的注意力，给爷爷治病，孩子的咳嗽就能好。

两岁的冬冬长期咳嗽，需与咳嗽变异性哮喘（cough variant asthma，CVA）即一般称的过敏性咳嗽相鉴别。孩子虽然不会答复我的问话，我仍然从询问中找到了原因。后来，家人采取了一些措施后，孩子的咳嗽明显好转。

此外，皮肤试验和血清特异性 IgE 检测并不能找到所有病因。非 IgE 介导的咳嗽，需要进一步探寻病因，详问病史和随访，显得十分重要。

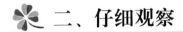

二、仔细观察

仔细观察除了"看"，还包括"听"和其他体检。

 故事 7：詹纳医生发现牛痘可预防天花

牛痘疫苗的发现开创了现代免疫的先河，而其发现过程是一个十分感人的故事。

天花曾经在人类社会肆虐了数千年，当时人们对它一筹莫展。1796 年，有一位叫爱德华·詹纳（Edward Jenner）的英国医生，经仔细观察发现一个奇怪的现象，挤牛奶的女工手上有许多后来被称为牛痘的皮疹，但她们中从来没有人患天花。

詹纳医生对此产生了疑问，"为什么她们不害天花？"经反复思考后，他作了一个十分大胆的尝试，将女工皮肤上牛痘浆处理后，接种到一位 8 岁男孩的身上，几周后，再给孩子接种天花患者皮疹中的脓液，孩子竟奇迹般地未传染上天花。

接种牛痘能预防天花使人们为之振奋，这是现代免疫预防的开始。在这开创性的伟大事业中，这位医生是英雄，这位男孩也是英雄。1977 年报道了世界上最后 1 个天花病例，1980 年世界卫生组织（WHO）正式宣布："由于疫苗的接种，天花已在全球被消灭，此后不再接种牛痘"。1796 年成了现代免疫开始的里程碑。

此后，人们开始探索其他传染病以及常见感染性疾病的预防，接种年龄也从儿童扩展至成人。

这个故事传给我们两个启示：临床医生，一是要在详问病史和仔细观察中发现问题；二是在发现问题后要紧追不舍，进而解决问题。

例 15：日光性皮炎久治不愈的原因

一位自称患光敏性皮炎的 51 岁男士，于 2000 年 9 月 12 日从沈阳前来我科就诊。

他告诉我："两个半月以来，日晒后双侧胳膊皮肤起皮疹、痒。后来不晒，右胳膊仍起，治疗也不见好。"

不晒为什么也起？我心中产生了怀疑。

我发现患者的右上肢肘部和肘以下皮疹较重，而左上肢皮疹不明显。我又注意到患者右手指有残疾，活动有点受限。我明白了。

我给他分析："你开始可能是日晒后起的皮疹，但现在不晒也起，症状主要是搔抓或搔抓后继发感染引起的。我为什么这样说？因为你右手不方便，抓左胳膊不容易，因而左侧好得快。而左手抓右前臂容易，结果使皮肤进一步受到伤害，还可引起感染。在感染的修复过程中，又会出现或加重瘙痒，再搔抓，以致成了恶性循环，这很可能是您右胳膊皮疹久治不愈的原因。"

患者直点头说："对！对！"

我接着说："为了切断这个恶性循环，要避免搔抓，止痒方法的选择就显得特别重要，应多想其他物理方法，如冷敷、涂清凉油等。若有压痛，可能并发感染，可以酌情应用一定浓度的高锰酸钾等消毒液或红霉素软膏等抗菌药物。"我还给他开了色甘酸钠软膏，并告诉他：

"色甘酸钠与皮质激素一样，都是抗过敏药物，虽然它的效果不及皮质激素，但也没有皮质激素那么多副作用，不妨试试。"

我看了他带来的其他医疗单位的病历，都诊断为湿疹。成人的湿疹只是皮疹特点的一个描述，更重要的是要尽最大努力为湿疹找原因。

例 16：三度心功能不全，误为重症支气管哮喘

2002 年 10 月 4 日，一位看起来呼吸困难的 63 岁老大爷，由老伴和女儿搀扶着前来就诊。老人走起路来十分艰难，家人紧张、着急。他的女儿说，上次是按哮喘病吸药治疗，但效果不好。她要求给老人注射一针平喘药，而且说："我和弟弟患的都是哮喘病，打一针就好了。"

虽然老人看起来呼吸十分困难，体格检查中却未听到哮鸣音，而在双肺底部却听到了明显的湿啰音。呼吸如此困难却听不见哮鸣音，只听见湿啰音，会不会是其他原因如肺炎或心脏病引起的？

我再追问病史，家人太紧张，竟忘了告诉我以前的疾病。我心中产生了怀疑后，要求看他在外单位就诊的记录。

翻开一看，吓了一大跳。原来他有心脏病，血压曾升高到 190/130mmHg，心脏也增大了，二尖瓣关闭不全，就像门关不严似的，关闭时血液往回流。

在我诊断的过程中，他的女儿一再央求注射一针平喘药。

我说："他现在不喘，我也没有听见哮鸣音，不需要打平喘针。"

他的女儿说："他现在不喘是因为我给他服了氨茶碱。"

我说："氨茶碱对支气管哮喘和心脏病都有一定的效果，因此，不能因为氨茶碱有效就确定是哮喘病呀！还有，既然你给他治好了喘，那他的病重就不在哮喘上，而是在其他方面，所以应尽快找出病重的真正原因，而不是尽快打针。"

"是。"她好像明白了。我在继续看病历和询问病史的过程中，她一会儿又几乎是乞求似的要求打针。我看她简直是心中乱了方寸，又不得不给她一遍又一遍地解释。

我告诉他们："必须要找出病重的原因，对他来说区别是哮喘引起的，还是心脏病引起的特别重要。因为二者的治疗不一样，甚至是相反的。治疗哮喘病的药可能加重心脏病，而治疗心脏病的药可能加重哮喘病。因此二病必须加以区别。"

我又说："老人的病很重，结合原来的病史和我的检查，看来是较严重的心脏病，应马上请心脏内科的专家看看。"我了解了一下心脏内科组当天上班的专家是朱文玲教授，并作了推荐，最后与患者家人互留了联系方式。后来知道老人患的是心脏病并发三度心功能不全，由于急救及时，已经转危为安。

后来老人的女儿到科室来感谢我说："当时我们都不知道该怎么办了。"

这个病例我的体会是：

第一，出现呼吸困难，不要只想到肺，还应想到心，医生应主动询问和查阅以前的病历，患者往往因紧张而忘了告诉医生以前的病史。

第二，凡有心脏病病史、又出现了呼吸困难或哮喘的患者，应首先排除心脏病加重所致，请心脏病专家会诊，作出判断，及时处理。

第三，呼吸困难的患者，特别是老人，医生应听诊心和肺，不要只依靠仪器和机器的检查。

例17：面部感染误为眼镜过敏

一位51岁的妇女，于2000年9月18日以对眼镜过敏就诊。

患者告诉我："5天前鼻梁右侧正是眼镜的支架处起了红疹，后来抓破了，涂了皮质激素软膏，接着就红肿。医生诊断为眼镜引起的过敏性接触性皮炎。"

患者怀疑地问："这副眼镜已戴了这么多年，怎么现在过敏起来？"

我检查了一下局部病变的地方，告诉她："你不是对眼镜过敏。"

我为什么能这样轻率地否定原来的诊断呢？

因为：第一，病变发生于一侧，不是双侧，而眼镜是对称的物品，过敏应发生于双侧；第二，病变局部红肿，有压痛，不痒。感染常有疼痛感，而过敏正好相反，主要是瘙痒，检查也没有压痛；第三，眼镜已戴了多年，没有发生过敏。因此，我考虑这是一次感染，最大可能是细菌感染。

她又问："平时我很容易有病毒感染，这次是不是也是病毒引起的？"

"不像，病毒感染所致的皮疹很少只出现一个。"

我继续说："开始起疹的原因不清楚，现在存在的主要问题是感染，为什么会发生感染呢？可能是由于抓破后又涂皮质激素所致。检查也证实局部红肿处有明显压痛。此外，病变处还是危险三角区，这里的静脉血管没有像闸门一样的瓣膜，感染易往脑子里窜，得尽快控制感染。"

我给她开了局部用的红霉素软膏和口服头孢拉定，并嘱暂勿戴眼镜，虽然不是眼镜（架）引起的过敏，但不能让它再压住感染部位。

患者次日即将出国，如果继续按过敏处理，涂皮质激素，后果将不堪设想。

例18：面部刺激性皮炎误为婴儿湿疹

一位13个月大的男孩，以反复面部湿疹半年，于2011年6月2日来我科就诊。其母诉，患儿从8个月起，吃多种蛋白食物包括鸡蛋清和鸡蛋黄、牛奶、鱼、虾等后，面部起红斑、瘙痒，多次到医院就诊，均诊断为婴儿湿疹，食物过敏，禁食相关过敏食物，但病情无好转。为查过敏原特来我科就诊。

查体：患儿右面颊部有一处$2cm \times 2cm$的红斑，左面部皮肤正常，躯干四肢皮肤有少许小红疹。

这一检查发现了问题，孩子怎么只有一侧面部有红斑？婴儿湿疹的皮疹分布应该呈对称性。

我让孩子的爷爷再抱一下，抱起后他的右侧面颊紧紧依靠在爷爷的肩上。

问题的答案出来了，他患的不是婴儿湿疹，很可能是成人的化纤外衣引起的刺激性接触性皮炎（irritant contact dermatitis，ICD），简称刺激性皮炎。后来的检验和随访也排除了婴儿湿疹和食物过敏的诊断。复习外院于5月20日查的血常规，其中血红蛋白76g/L（正常为120~160g/L），红细胞$5.02 \times 10^{12}/L$（正常为$4.0 \times 10^{12} \sim 5.5 \times 10^{12}/L$），余均正常，提示为中度低血红蛋白性贫血。以新鲜生鸡蛋清和蛋黄、牛奶给患儿做皮肤点刺试验（SPT），结果均为阴性。

血清检测：T-IgE 15.7kU/L（正常<60kU/L），血清检验，户尘螨、鸡蛋清、鸡蛋黄、牛奶、鳕鱼、虾的特异性IgE均为0级。为什么家人认为是进食了多种食物引起的过敏？

说来好笑，原来在家人发现小儿面部出现红斑后，会联想到，是今天上午吃鸡蛋引起的，不再吃鸡蛋；过几天面部又起了红斑，家人又会联想到，昨晚喝了牛奶，是牛奶引起的，不再喝牛奶……就这样避食了多种蛋白食物，最后导致营养不良性贫血。

我嘱咐：

第一，将患儿衣物和家人外衣换为纯棉制品；

第二，可进食蛋白食物，但要从少到多逐渐增加种类和数量；

第三，暂不用药，定期复诊观察。

约一个半月后复诊，患儿面颊部的红斑完全消退，全身皮肤未见皮疹，进食鸡蛋、牛奶、鱼虾、红肉等无过敏反应。

复查血常规示：血红蛋白升至 90g/L，红细胞 5.66×10^{12}/L。继续随访 3 个月，进食完全正常，无皮疹出现。

我能初步判定小儿患的不是婴儿湿疹，根据其面部的皮疹不具对称性，再配合其他检查，终于明确了面部皮疹的真正原因，使孩子得以治愈。仔细观察很重要啊！

小儿皮肤常见的疾病是：刺激性接触性皮炎（ICD）简称刺激性皮炎、过敏性接触性皮炎（allergic contact dermatitis，ACD）简称接触性皮炎，以及特应性皮炎（atopic dermatitis，AD），发生在小儿又称婴儿湿疹。在这三种皮肤疾病中，最多见的是 ICD，因为它不需要一段致敏时间，且小儿皮肤娇嫩，成人的外衣一般为化纤制品，在抱小儿时的密切接触就可引起。ICD 应与 AD 进行鉴别诊断，其中皮疹是否呈对称性，特别重要。

附带介绍一个有趣的观察和猜想。

国外文献记载，光敏性皮炎突出的特点是，皮疹很少发生于上眼睑、下颌区、耳后、唇上部、手指间和皮肤皱褶处，这些部位是日光照射不到的地方。但作者发现我们确诊的病例中有患者的上眼睑和唇上部仍然有皮疹，为什么与国外的观察不一样？后来突然想到，可能是西方人眼眶深陷保护了上眼睑的皮肤免受阳光的照射，而高耸的鼻梁延伸出来的鼻翼又如屋檐，保护了唇上部免受阳光照射。不过这只是一个有趣的猜想，观察还得继续。

❀ 三、必要的检测

经上述两项"详问病史"和"仔细观察"后，可能需要做一些必要的检查和血液的实验室检验，以对诊断作进一步论证。所谓"必要"是指在深思熟虑后的选择，这样不仅为患者节约了时间和节省了开支，也锻炼着我们医生的分析和判断能力，是双赢。

我清楚记得，几年前两位农民夫妇在看完病后说："后面还有两位来找你。"

我问："为什么不一块儿来？"

答："他们正在凑路费呢！"

 四、随访的重要性

随访也十分重要，诊断不清者需要随诊，慢性疾病的治疗效果及其病情的变化都需要随访。

 故事 8：光敏性皮炎新病因的发现

在这之前，人们都知道，日晒后，少数人皮肤可出现过敏性皮炎，如日光性荨麻疹等。而另一些人用了光敏物（如化妆品、防晒霜等）再加上日晒才会引起光敏性皮炎，则是此后才知道的事。

1960 年，魏金逊（Wikinson）医生首次接诊几例皮疹局限于暴露于日光部位的患者，通过仔细询问病史，了解到其中部分患者在同一个工厂做工。经过数次访问工厂后，他发现有 29 例症状相似的患者，都在同一车间工作，患者诉说当他们在室外度周末或休假时皮疹加重。

同一工厂，同一车间，相似的症状，看来很可能与车间的某物有关。是什么呢？

他再次走访该工厂，发现此车间是当时唯一使用含有杀菌剂肥皂的车间。

于是他又对该肥皂的制作过程进行了调查，发现几个月前，肥皂中又加入了一种新的杀菌剂——四氯水杨酰苯胺。很可能就是这新的杀菌剂作的怪。

魏金逊医生以四氯水杨酰苯胺为这些患者作斑贴试验，结果出现阳性反应，再以紫外线照射，阳性反应更强。局部皮肤活检提示为光过敏性皮炎（photoallergy dermatitis）。

1961 年，他第一次发表了 53 例兼对四氯水杨酰苯胺和光敏感患者的报道。

这位医生发现问题，紧追下去，最终发现了另一种光敏性皮炎。

例19：咳嗽变异性哮喘经随访确诊为刺激性咳嗽

患儿是一位6岁男孩，反复咳嗽3年多，久治不愈。于2009年9月22日从内蒙古自治区满洲里来京就诊。

病史：患儿于两岁半开始经常出现不明原因干咳，日轻夜重，常于半夜干咳至凌晨，重时引起呕吐，每两三天发作1次，从无喘息，也未出现喷嚏、流清涕、鼻痒、鼻塞等鼻部过敏症状。曾去多家医院就诊，均诊断为咳嗽变异性哮喘（CVA），即一般称的过敏性咳嗽，先后口服过顺尔宁、开瑞坦糖浆、美普清，吸入过舒利迭等治疗，初用似有效，但久用后效果差。曾注射过干扰素，用过卡介菌多糖核酸注射液一个疗程，均无效。多次拍胸片和胸部CT扫描，并做过肺功能检查均未见异常。患儿幼时曾患湿疹，已愈。对食物和药物不过敏。无过敏家族史。

体格检查：一般情况好，双肺呼吸音清晰，未闻哮鸣音。吸入过敏原皮试显示尘土、多价真菌、尘螨均阴性。血清T-IgE 66kU/L（正常<60kU/L）、吸入过敏原过筛试验0级。

结合当前病史和各项检查结果，显示均正常，不像咳嗽变异性哮喘。

是什么原因引起的咳嗽？我决定再仔细追问病史。

"家中用消毒剂吗？"

"用。"

"用的什么消毒剂？"

"84消毒液、来苏尔、滴露、威露士都用过。"

"用来干什么？"

"擦桌椅、拖地，浸泡衣物、床单。"

"用了多久？"

"3~4年。"

这一问，让我高兴不已，开了两瓶咳嗽药，并嘱咐其父母回去后不要再用任何消毒剂，并于离开前互留了电话。

半个月后去电话，其母称：停用消毒剂后不久，咳嗽明显减轻，1个月、

3 个月后再电话随访，不再咳嗽。最后确诊为消毒剂引起的刺激性咳嗽。

2009 年除夕，正当午夜钟声响起，电话铃声响了，传来了孩子的声音：

"文奶奶，祝你新年快乐，健康长寿!"

"也祝你爸爸妈妈和你新年快乐! 身体健康!"

这是那年我接受的最好贺年礼物。

长期咳嗽的原因就在刨根问底和随诊中得到确诊，使患儿最终得以治愈。

有时在门诊，我们只能做出怀疑的诊断，如果到此为止未予随访，过几天便会将孩子的病全忘了。排除可疑物及其后的随访，使疾病的病因得到肯定或否定，这既是病因诊断手段，也是一种治疗方法，这方法安全而准确。通过随访，我们也收获了经验。

以上介绍了过敏性疾病和病因诊断的四个要点，即详问病史、仔细观察、必要的检查和检验，以及随访。一些过敏性疾病的诊断和病因的探寻，只需要详细询问病史就可得出结论，或提供这方面的重要线索，但大多数情况需要以上几个方面的配合才行。

❀ 五、学会分析

（一）熟悉特定过敏性疾病的特点

首先，变态反应科医生要掌握每种过敏性疾病的主要特点，如支气管哮喘的主要特点是：喘息具可逆性，可自然或经治疗缓解；而婴儿湿疹呢，皮疹呈对称性是它的主要特点。

这里有三种情况。

如患者具有某病的特点，不该有的临床表现没有，就能确定是该病，这一类最多见；如具有某病的特点，却还有一些以该病无法解释的表现，应进一步检查，变应性支气管肺曲菌病（ABPA）的诊断属于此类，我们是在对支气管哮喘患者具有一些无法以该病来解释的疑点，不懈追踪，最后做出诊断的；如经仔细了解，不具有过敏病的特点，却另有一些无法解释的病史和表现，应尽快转到相关的科室，使患者得到及时的诊治。例 27 介绍的类癌长期被误诊为支气管哮喘就是一个反面例子。现将上面三种情况综合成一个表。

表 1　对特定过敏性疾病的阳性和阴性表现进行比较

具某过敏病的特点	其他表现	结论
+	−	是
+	+	应进一步检查，如 ABPA
−	+	尽快转到相关科室，如纵隔类癌

新的病因不断涌现，要求我们不断去探索和学习新的东西。如当前广泛使用的消毒剂诱发的刺激性皮肤和呼吸道症状，就是一个重要的、需要与过敏性疾病鉴别的问题。

总结成简单的两条：

第一，掌握各过敏性疾病的基本临床特点，若发现该有的没有，或不该有的有了，都是问题；

第二，有了问题，穷追下去，常常会有所发现。

下面介绍几个病例来加以说明。

例 20：哮喘病误为慢性支气管炎让老人病了 20 多年

这是一位来自农村的老大爷，已经 70 岁了，入冬咳嗽、哮喘 20 多年，曾多次住院，均诊断为慢性支气管炎。他问医生，这病还能治吗？医生说，20 多年的慢性支气管炎，不能治愈，回家穿暖和些，吃好点就行了。

孝顺的儿子不死心，又带着老人来到我科就诊。

患者的病疑似慢性支气管炎有两个特征：①咳嗽哮喘多年；②冬季发作。但仔细了解后，发现有一些不像的地方，老年慢性支气管炎在喘时一般不需要端坐，多年的病已成慢性，夏季也不会痊愈如常人。反过来再仔细追问病史，哮喘夜里多犯，喘时需端坐，不喘时以及在夏季，不咳不喘如常人。这种具可逆性的特点，只有支气管哮喘才具有。

支气管哮喘一般多发于夏秋季，他却入冬才发作，是否另有原因？会不会与冬季的衣物服装有关？当时入冬穿丝绵衣和盖丝绵被者较多，因此，皮试时特别加了蚕丝过敏原。15 分钟后真相大白，皮试蚕丝呈强阳性。原来真是蚕丝在作怪，他正穿着丝绵衣呢！老伴怕他冻着，还特别在丝绵衣的背面加了一大块见方的丝绵团，立刻取下这块丝绵团，喘息很快缓解。

回家脱下丝绵衣后，不再喘了。一周后血清检验也证实是丝绵过敏。此后远离丝绵衣物，入冬也不再哮喘。

我抓住患者的哮喘病具可逆性这个特点，最终对疾病做出了正确的诊断，并进一步找出了真正的病因——丝绵。脱下丝绵衣后，症状很快消失。

例21：孩子频咳，原来是习惯性咳嗽

5岁女孩，以咳嗽4个多月于2010年2月9日就诊，其母称，患病4个月以来已在外就诊8次，先后诊断为咳嗽变异性哮喘（CVA，即过敏性咳嗽）、感染后气道高反应性和鼻分泌物倒流等，多种药物治疗无效。就诊时，孩子在诊室内跑来跑去。

体检：精神好，频咳，听诊双肺呼吸音清晰；皮试吸入过敏原组全部呈阴性。又做了血清检验。

复诊时，血清总IgE为6.53kU/L（正常<60kU/L），吸入过敏原过筛试验0级。看来确实不像过敏引起的，再追问病史。

其母称：睡前咳，睡醒咳，夜睡着不咳，从不喘，按过敏治疗无效。

患儿补充说："看电视、做事时不咳。"

我问患儿两个至关重要的问题：

"你能再咳嗽一次给我听吗？"

"能。"

"咳嗽能忍住吗？"

"能。"

当时观察，证实咳嗽能重复，又在鼓励下观察她能否忍住，她竟坚持了半个钟头未咳。于是诊断为：习惯性咳嗽。

诊断依据：①在外院作过多项检查，排除了其他科的器质性疾病；②夜里从不咳嗽、不喘，而哮喘病常在半夜至凌晨发作，且按哮喘病治疗无效，从而排除了哮喘病；③咳嗽能重复，能忍住，咳嗽可在转移注意力后停止。这最后一条对本病的诊断特别重要。器质性疾病引起的咳嗽，既不易重复，也很难忍住。

本病多发年龄为5~7岁，常使患儿的家人忧心忡忡，到处奔走求治，患儿也因父母的紧张更加频咳不止。诊断后，能在耐心鼓励、表扬下治愈。

此外，这类病既往曾诊为心因性咳嗽，因为孩子的病非心理因素所致，故改称习惯性咳嗽。

例22：为什么说他患的不是过敏性鼻炎

2013年的一天，一位邻居问我，他被诊断为过敏性鼻炎，用了辅舒良（一种皮质激素喷鼻剂），并口服了抗过敏的药，但总不见好，怎么办？

我详细了解了一下病史，发现他不像过敏性鼻炎。过敏性鼻炎应具备的四大症状——喷嚏（次数多、早起多犯）、流清涕、鼻痒和鼻塞，他基本没有，仅偶尔喷嚏和鼻塞，不流清涕，也无鼻痒。就拿鼻塞来说吧，过敏性鼻炎的鼻塞，是局部充血引起的，可随体位移动而变化，如左侧卧，则左鼻塞而右鼻通，如转为右侧卧，则右鼻塞而左鼻通。若鼻内长了东西如息肉和肿瘤所引起的鼻塞，属于机械性鼻塞，就没有充血性鼻塞这些特点，鼻塞不会随体位变动而有变化。

我告诉了他这些，又根据他症状的特点说："不像过敏性鼻炎，去拍个片吧，一定要去！"

不久CT扫描诊断为鼻咽癌。又过了些时日，他告诉我，治疗效果很好。

过敏性鼻炎的诊断并不难掌握，如果我们问得仔细一点，及时排除过敏性鼻炎的诊断，患者就能尽早得到治疗。

因此，掌握疾病的特点，对诊断和鉴别诊断非常重要。

（二）正向思维和反向思维

什么叫正向思维？什么叫反向思维？

先讲一个故事，这故事发生在第二次世界大战期间。那时，美国是我们的盟友。

 故事9：三块钢板的故事

首先介绍第一块钢板的故事。

当年美国陈纳德将军率领一批志愿飞行员来华助战，他们的主要任务是将援华的物资从缅甸运往我国内地，在飞越中缅航线时，常常遭到日军战斗机的偷袭。子弹穿透飞行员的座椅，夺去飞行员的生命。情急之下，飞行员在座椅背后焊上一块钢板，就这块钢板保护了自己的性命。

再讲第二块钢板的故事。在第二次世界大战期间，美军在诺曼底登陆，某空降师副师长乘坐滑翔机实施空降指挥作战。起飞前，在其座椅周围和底部都安上了钢板，以确保安全。但他们没有想到，由于滑翔机自身没有动力，与牵引的运输机脱钩后，必须保持平衡滑翔降落，而沉重的钢板让滑翔机头重尾轻，栽了下来，这位将军成了登陆殉职的第一人。

第三块钢板的故事发生于第二次世界大战后期，盟军节节胜利之际，上千架美机对日本本土进行轰炸，日军虽然已是穷途末路，仍负隅顽抗，每次总有一些飞机被击落，回不来。

军方请来了数学家，请他分析钢板安装在飞机的哪个部位最好，因为钢板安装过多，飞机不但飞不快，炸弹也装得少些；少了又不能确保安全。这位数学家请地勤人员统计飞机上弹孔的分布并制成图，结果是，机身弹孔最多，飞行员座椅后面和机尾部几乎没有弹孔。

这位数学家看了弹孔分布图后说，那就将钢板安在座椅的后面和机尾上吧！果然伤亡减少了许多。

奇怪！为什么钢板不安在弹孔多的机身部位？

飞行员们一看就明白了。如果这两处中弹，轰炸机多半就回不来。能飞回来的飞机，则是这两处没有中弹的。因此，结论很简单，只需要给这两个部位焊上钢板就行了。

我想，第一块钢板的安装是恰到好处的正向思维，保护了飞行员；第二块钢板的安装也是正向思维，只是保帅心切，考虑欠妥，钢板安装多了出的事；第三块钢板的安装则是反向思维。

这个故事与我们在医疗上的治疗很相似。正向思维是，先确定疾病的诊断和发病原因，然后给予最少的有效药物和最小的有效剂量治疗，疾病痊愈或缓解。这相当于第一块钢板的安装思维。

在少数情况下，用药后产生了不良反应或治疗无效，有两种可能：一是药物用多了或剂量大了产生的不良反应，这相当于第二块钢板的安装思维，需要减药、减量；二是应往回退一步考虑，是否诊断错误？这就是医疗上的反向思维，也是第三块钢板的安装思维。换句话说，有时需要换个角度想问题。

说到反向思维，我国北宋时期，史学家司马光幼年砸缸救小朋友一事，这是千百年来妇孺皆知的故事，是反向思维。

另外，我还从《鞍山科普》中看到一个有趣的故事。

 故事 10：如何使圆珠笔不漏油

圆珠笔于 20 世纪 40 年代前后问世，笔芯在写字一端（称为笔头）装有一个笔珠，油墨就是从其缝间流出写出字来的。我们的先辈们初而发明了毛笔代替了竹简，后为更加方便的钢笔取代，而圆珠笔与钢笔比较，在方便性能上更胜一筹，为大家所喜爱。但好景不长，后来人们发现，由于笔珠在书写时受到磨损，当写到两万字时会出现笔头漏油的现象，弄污纸张，弄脏衣袋。圆珠笔不再受欢迎。

人们在探索，大家想，问题出在笔珠上，只要提高笔珠的耐磨性，问题也就解决了。大家千方百计提高笔珠的坚韧性，有的人甚至以不锈钢或宝石作笔珠，笔珠耐磨了，笔芯却被磨大了，仍然漏油。怎么办？

一位名田藤三郎的日本人，也和大家一样琢磨圆珠的耐磨性，后来一想将思路转到笔芯上，问题一下就解决了，圆珠笔不再漏油，重新受到大家的喜爱。他究竟用的什么方法？

后来，他反过来一想，笔芯装能写两万字的油墨会漏油，如果只装能写 1.5 万字的油墨，不就不漏油了。果然不出所料，按此法装油墨解决了问题，原来问题的解决如此简单。从此，圆珠笔不再漏油，代替了钢笔，使用至今。

下面是几个反向思维解决了问题的病例。

例 23：早婴的先天性肺叶气肿误为哮喘病

这是一个 1 岁 4 个月大的男孩，陪伴的祖父说：生后 40 多天开始哮喘，以后每月发作 10 多天，按哮喘病治疗无效。

体检：双肺闻哮鸣音，皮试尘螨、真菌等常年存在的过敏原均呈阴性。胸片检查：左肺叶气肿，心脏右移。

诊断：先天性肺叶气肿（左）（图 5）。转北京儿童医院外科继续治疗。

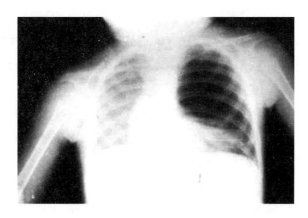

图5　先天性肺叶气肿（左）

患儿误为哮喘病1年多，最后的确诊却是如此简单。因此，少数情况下，发现矛盾，应进行反向思维。

文献告诉我们，婴儿时期的哮喘病，以感染性最常见。但早婴时期开始的哮喘病，感染性哮喘却很少见。因为这时通过胎盘来到婴儿体内的母体免疫球蛋白G（IgG）抗体，能预防多种感染性疾病。到了4~6个月大时，母体来的抗感染的IgG抗体逐渐下降到相当低的水平，而婴儿自身产生的抗体尚不足以保护自己，这以后一段时间，感染性哮喘才逐渐多起来。

是否应考虑为过敏性哮喘？早婴时期的过敏，主要表现在皮肤上，如婴儿湿疹，且婴儿哮喘病常见的吸入过敏原尘螨和真菌的皮试，患儿均呈阴性，故基本排除过敏性哮喘。

早婴时期开始的哮喘，应首先想到先天性心肺疾病的可能，再通过进一步检查确定。胸部的放射线检查不是哮喘病诊断的必要手段，但对哮喘病的鉴别诊断却十分重要。

例24：患儿病重不在肺炎而在电解质失衡上

这已经是50多年前的往事，我在当时小儿床位最多（最多时达150张）、工作繁忙的新疆维吾尔自治区人民医院小儿科工作，在实践中锻炼成长着。

1964年4月10日，一个6个月大的重症病毒性肺炎患儿，住进了病房，虽然我们全力救治，但病情丝毫不见好转，而且急转直下。到了住院第4天，患儿全身水肿，已陷入昏迷，心率120次/分，呼吸7~8次/分，诊断重症肺炎伴胸腔少量积液（经穿刺证实），并发心力衰竭和呼吸衰竭。这时患儿完全靠静脉输液维持生命，除抗生素外，吸氧，还定时静脉给予呼吸兴奋剂和强心剂，并下了病危通知。已经将患儿移至单间病房，并向其父母交代清楚病情，让家长作好思想准备，患儿已是奄奄一息了。

虽然已向其家人交代了病情和可能的预后，我仍不死心，常在病床旁仔细观察。我在寻找蛛丝马迹，期望能够发现使他起死回生的一线希望。

住院的第 7 天晚上，我们全科人员到病房义务劳动。结束时已近 10 点钟，我又待在他的床旁观察，看呀看，突然发现了一个矛盾现象，他肺部的湿啰音已不那么密集，较前明显减少，那就是说肺炎已有所好转。肺炎既然有所好转，如此严重的呼吸衰竭和心力衰竭及昏迷等严重表现，就难以用肺炎的中毒症状来解释了。如果不是肺炎的并发症使他加重，目前病情如此之重又该作何解释呢？如果找到问题的症结所在，婴儿就有希望了。我想呀想，突然精神为之一振，我想到了一个可能。

于是急查血生化，结果正如所料，患儿并发了重度低钠血症，血钠只有 118mmol/L。

人体内的液体能维持动态平衡，是因为有一种张力，我们称其为等张，血液中的等张主要依靠血钠维持，当时血钠的正常值为 130 ~ 150mmol/L，静脉输入的等张氯化钠（NaCl）为 0.85% ~ 0.9%，就是说，这个浓度的氯化钠能维持血液呈等张状态，保持血管内外的液体呈动态平衡。如果血液中血钠浓度低于此浓度，血管中的液体呈低张状态，液体就会往组织间和细胞内流动，使细胞肿胀、组织水肿，而血管中却呈缺水状态。

当时患儿的血管中血液呈严重的低张状态，大量液体都跑出了血管，到组织间或跑进细胞里去了。别看患儿看起来水肿，血管内的液体却减少了许多，必须及时纠正这种情况，尽快输入高张溶液，才能将低张的血液纠正为等张，才能使血管内液体不再外流，才能将血管外和细胞内的液体拉回血管。

诊断明确了，理论上应该这样治疗，具体该怎么执行？我和我们科还从来没有静脉输过高张钠液呢！因为稍一不慎，高张盐水就会增加心脏负担，引起细胞脱水，更何况患儿还诊断有心力衰竭，一直在用强心剂。但我考虑原来心力衰竭的诊断是错误的，必须尽快矫正血液的低张状态，这是当前患儿的主要矛盾，是抢救他的唯一办法和一线希望。抢救生命要紧，我作为一名医生，按自己的思路想下去，干下去。

已经是深夜了，我紧急向外科手术室借来10%氯化钠，再稀释成3%的浓度，根据患儿低钠程度和体重计算，决定静脉注射84ml。要给一个仅6个月大、曾诊断为肺炎并发呼吸衰竭和心力衰竭并下了病危通知的婴儿静脉注射3%的高张氯化钠84ml，是要冒很大风险的，可那时我没有想这些，一心想救活他。

当时我科医疗设备条件较差，没有心肺监护仪，为了做好观察，我从棉棍上扯下一点棉花拉成细丝，把它粘在患儿的鼻尖上，棉花丝轻轻地、有规律地来回飘动着，我用这个办法来观察他微弱的呼吸，把听诊器贴在他的胸前，聆听他低钝的心音。那天正好是资深护士王梅珍值班，我让她尽可能慢地从静脉输入配好的3%氯化钠液体，并告诉她，一旦出现问题，我一举手，就立刻停止注射。

静脉注射开始了，我全神贯注地盯着棉花丝来回轻轻地飘动，仔细聆听着他心脏微弱的跳动，时间伴随着我的心跳一秒一秒地过去，四周静得好像连掉下一根针也能听见。液体终于平安地输完了，小王护士尽心尽责地完成了这十分艰巨的任务。我们大大地舒了一口气，终于过了这重要的一关。

奇迹真的出现了。在静脉注射高张盐水2小时后，患儿打了几个呵欠，4小时后患儿眼微睁、微咳，12小时后能吞咽，喂入牛奶30ml，24小时后大声哭闹要吃母乳，神志清楚，尿量增多。

虽然临床已有好转，但住院第8日复查血生化，血钠仍如前，又静脉推入80ml 3%氯化钠，这时患儿已能吸吮母乳，完全能自己口服液体。住院第9日，血钠完全恢复正常，不久痊愈出院。

这个孩子没有留下一点后遗症，我当时的兴奋和激动真难以言表，虽然没有谁表扬我，陪伴孩子的母亲也始终不知道我为患儿所做的一切。因为当时我一心想着急救患儿，竟忘了在事前告诉患儿的母亲将采取的措施，并让其对可能出现的意外作好思想准备。

算来孩子现在已经过了半百之年，正在为国家社会出力效劳。后来我将这个病例整理投稿，发表在1965年的《中华儿科杂志》上（图6），这是我第一次投稿。

1965年第14卷第2期 ·149·

肺炎治疗过程中引起低盐综合征一例

新疆维吾尔自治区人民医院 文昭明

男孩，6月，汉族，因发热、咳嗽9天，气喘、嗜睡2天于1964年4月10日入院。病后打针服药无效，未作皮下或静脉输液。体检：体重7.6公斤，身长73厘米。发育营养佳，神智清楚，嗜睡，气喘。体温39.8℃，脉搏180次，呼吸60次。前囟2.5×2.5厘米，平坦边软，压迫枕部有乒乓球感。面色苍白，唇微绀。咽充血，颈无抵抗。心率180次，稍钝，律整。两肺有散在、中等量的中小湿啰音。腹软，肝在肋缘下2.5厘米，剑突下3.5厘米，脾未触及。下肢无浮肿，无脑膜刺激征。

化验检查：血红蛋白11克，红细胞386万。白细胞10,600，中性粒细胞84%，嗜酸粒细胞1%，淋巴细胞13%，单核细胞2%。粪便、尿无异常发现。

入院当日，患儿阵阵抽风。抽时头后仰，眼上翻，四肢肌张力突。虽经积极治疗，病情仍日益加重。住院第2日仅能口服少量液体，主要由静脉补充入量。第3日转入昏迷，完全不能进食，面色灰，仍阵阵抽风（经静脉注入10%葡萄糖酸钙后好转）。喘重，两肺有密集的中小湿啰音，左胸叩诊浊音，同侧呼吸音低。X线摄

毫升(附表)。患儿情况迅速好转。治疗4小时后眼微睁，微咳，12小时后能吞咽，饮入牛奶30毫升，24小时后大声哭闹，吃奶增加，神智清楚，尿量增多。于高张盐水治疗的第8天已能吸吮母乳，完全由口服液体，停止输液，呼吸平稳，咳嗽有力，唇红，四肢暖，体温亦恢复正常。血钠、钾、氯测定亦恢复正常。体重于住院第8日为9.1公斤，第11日降至8.8公斤，第15日降至7.7公斤，接近入院时体重。

附表　低钠综合征的治疗及血液生化改变

住院	血生化测定（毫当量/升）				液体疗法			
	钠	氯	钾	二氧化碳结合力	3%氯化钠液	等张钠液	10%葡萄糖液	共供给钠（毫当量）
7	118	88	4.45	30.1	84毫升	160毫升	320毫升	66.8
8	118	83	5.82	—	80毫升	170毫升	270毫升	66.4
9	130	90						

讨论

图6　发表于《中华儿科杂志》的文章

至于患儿的低钠综合征是因重症肺炎引起的，还是治疗给钠太少所致，无法确定。估计两种原因都有，我没有再去深入探讨。

这次将一个濒临死亡的患儿从病危中抢救过来，我心中十分高兴，因为其中有我的智慧，还有我的勇气。如果我继续按重症肺炎及其并发症治下去，后果将不堪设想，是我的反向思维救了他。

我想：

第一，也是最重要的一点，即使在最危急的时候也不要放弃希望，要有救活患儿的坚强信心，这样你才会想尽一切办法去找危重的原因，想尽一切办法去救活他。

第二，在临床上要多观察，患儿的病情是在临床观察中发现矛盾，进一步采取多项措施，包括病因的探寻、并发症的发现和病情转重的原因等，病儿才得以治愈。

第三，必要时应反向思维。

患儿的治愈对我的启示很大，在肺炎的治疗和抢救上，我们应该想得多一些。这次教训为后来成立肺炎病危室，成功地抢救了不少重危肺炎患儿打下了基础，我们从临床工作中不断吸取着经验和教训。

例25：洛贝林引起的异常呼吸

我回忆起第2件往事，也是在20世纪60年代。

一名两岁多的诊断为中毒性痢疾的患儿，住进了隔离病房，按惯例注射了一次氯丙嗪（商品名为冬眠灵），并派了特护严密观察。患儿在氯丙嗪的作用下已安静入睡，护士突然发现了一次不正常的呼吸。其实，1～2岁小儿入睡后偶尔出现1～2次异常呼吸是正常的现象，但那时全国都主张对中毒性痢疾及其并发的循环衰竭和呼吸衰竭要早诊断、早治疗。既然出现了一次不正常呼吸，根据以上标准，这应该算是早期的呼吸衰竭，主管医生除了按时给他肌内注入氯丙嗪外，还定时静脉推入呼吸兴奋剂——洛贝林。

可是异常呼吸的次数不但未减，反而越来越频，洛贝林的使用剂量与次数也随之增加。几个小时以后，患儿竟连一次正常呼吸也没有，不是快慢不均，就是深浅不匀。主管医生给家长交代了病情，以后就是尽人事、听天命了。

下午5时，大家下班了，我值主治医生的夜班，在床旁仔细观察，心里产生了怀疑。后来送来了晚饭，我把患儿摇醒喂他，他竟将一碗有肉有菜的婴儿粥喝得精光，然后又在氯丙嗪的作用下呼呼大睡起来。

他能喝下一大碗粥说明中毒症状不重，中毒症状既然不重怎么会有如此严重的呼吸衰竭？难道不是呼吸衰竭？不是呼吸衰竭又是什么呢？是呼吸衰竭的话，为什么注射洛贝林后反而越来越重？我想来想去，得不到恰当的解释。

这时脑子里闪出了一个念头，会不会是洛贝林本身引起的异常呼吸？如果是这种情况，继续这样治疗下去，后果将不堪设想，应该立刻停药才对。

考虑再三后，我决定停用洛贝林，同时进行严密观察。整整一个不眠的夜晚，我亲自在床旁守护着他、盯着他，看着患儿的异常呼吸逐渐减少，到了次日早上，呼吸次数和节律已完全恢复正常，我的一颗心才放下。后来孩子很快痊愈出院。

这次患儿得以治愈，现在来看，也是反向思维的结果。

例26：类癌误为哮喘病使她走上不归路

1987年2月25日，已过了农历新年，但仍春寒料峭，我来到医院变态反应科门诊，开始了半天繁忙的工作。

一位40多岁的中年妇女带着一个年轻女孩进来了。这位女孩来自农村，年近17岁，由于患哮喘病久治不愈，而且日渐加重，在北京的姑妈特地把她接来，希望能在这里治好她的哮喘病。姑娘面目清秀、身体虚弱，我听她说话声音低细无力，那时外面还很冷，室温也不高，但见她的鼻尖直冒汗珠，看她十分费力着急的样子，我拍着她的肩头连连安慰她：

"别着急！别着急！慢慢说。"

我静静地听着她的述说。

1年多前的夏天感冒咳嗽后，上不来气，渐渐吸气困难，一直按支气管哮喘治疗，用过（皮质）激素、麻黄碱等。用药后略有好转，很快又加重，不用药时，日夜均感觉憋气，声音不嘶哑，但低弱无力。家族和患者过去均没有患过敏病的历史。曾做皮试均为阴性。

体检：患者身体瘦弱，吸气困难，吸气时锁骨上窝和胸骨上窝有明显的三凹征，但声音不哑，呼吸18次/分，鼻尖汗珠多，胸部听诊除痰鸣音外，双肺呼吸音不低，未闻哮鸣音和湿啰音，心率和心律无异常。

从上述病史和体检看来，患者主要的问题是吸气性呼吸困难，其原因是什么？患者的呼吸道症状明显，但若考虑为上呼吸道梗阻或喉水肿，声音又不嘶哑。如为下呼吸道的哮喘病，有如下几点不相符：①病情呈进行性加重，无哮喘病具有的可逆性的特点；②未闻及哮喘病具有的呼气性呼吸困难。这是什么病？

一般哮喘病是大、小气道同时受累，喘鸣音是来自大气道（指内径≥2mm的气道），偶尔仅出现的小气道（内径＜2mm的气道）狭窄，不会出现哮鸣音，她会不会是这种少见的情况？

首先，我用简易峰流速仪测定她的呼气流量峰值（peak expiratory flow，PEF），结果为0。0是峰流速仪的最低刻度，它表示每分钟最多只能呼出60L空气，也就是说她只能呼出一点气来。我连忙给她皮下注射1：1000肾上腺素0.3ml，因为只有肾上腺素能最快地解除大、小气道的痉挛和黏膜水肿。在诊室观察30分钟后，患者自觉症状明显好转，我再一次测定肺功能以观察是否真正好转，结果PEF仍然为0，证实用药后肺功能丝毫没有改善，自觉症状

"好转"是心理作用所致，我完全排除了支气管哮喘的可能。

看来问题远不是我科能解决的，我紧急请耳鼻喉科医生会诊，张宝泉教授立刻提出要除外主气管狭窄，并与我一起去了放射科给她拍了胸片，很快胸片洗出，正位像未见异常（图7A），那时我院尚无CT扫描机，我们为她作了体层摄影，真相大白，证实了张教授的推断。患者主气管近气管杈处突然极度狭窄，内径不到2mm，狭窄处的上段明显扩张（图7B），是由于吸入的大量空气进不去，积聚在狭窄的上段所致，而突然狭窄的原因显然是由于气管周围的肿物压迫所致。原来她呼吸困难是气管外的肿物压迫气管引起气道狭窄所致，后来在全麻下做了支气管插管造影，也证实了此点（图7C）。

我第一次认识了这个疾病，以后我继续通过看病历关注着她。

后经手术发现，由于组织粘连严重无法切除，仅取出一点组织活检，最后诊断为类癌。

8个月后，以全身骨痛再次就诊，骨扫描示全身骨转移。

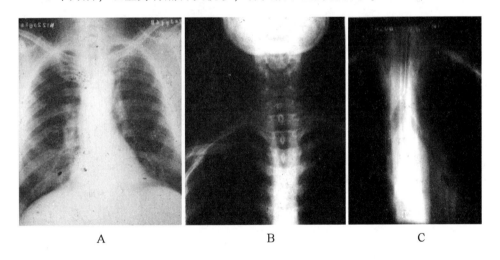

A   B   C

图7 纵隔类癌压迫主气管致狭窄

A. 胸部平片未见异常；B. 体层摄影主气管狭窄，上段扩张；

C. 支纤镜下插，狭窄处受阻

几年后的一天，在医院过道有人叫我，是一位中年妇女。她说："文大夫，你还记得张某吧，我是她的姑妈，她已经去世了。"还说了一些感激的话。

由于长期将纵隔类癌误为哮喘病，使她走上不归路。反过来看这个病例，我们有两个主要的教训可资吸取。

第一，对不懂医的患者主诉中的所谓"哮喘"，应仔细鉴别。哮喘病的一个重要特点是支气管的阻塞具可逆性，可自然或经治疗缓解，这是其他呼吸道疾病所不具有的。仔细追问患者，她日夜均喘，疾病呈进行性加重，没有这个特点。此外，按哮喘病治疗无效，哮喘病的特点她都没有，而不该有的（如吸气性呼吸困难）她却有。这一些都在提示我们，她不像哮喘病。

第二，临床医生大多是专科医生，对其他科的疾病不够熟悉。因此，必须仔细询问病史和认真检查，做出排除本专科疾病的判断，使患者能在医生指引下及时转到该去的科室。

总之，只要患者不具有本病的特点，且有本病不该有的表现，就应该尽早反向思维。将患者转到该去的科室。

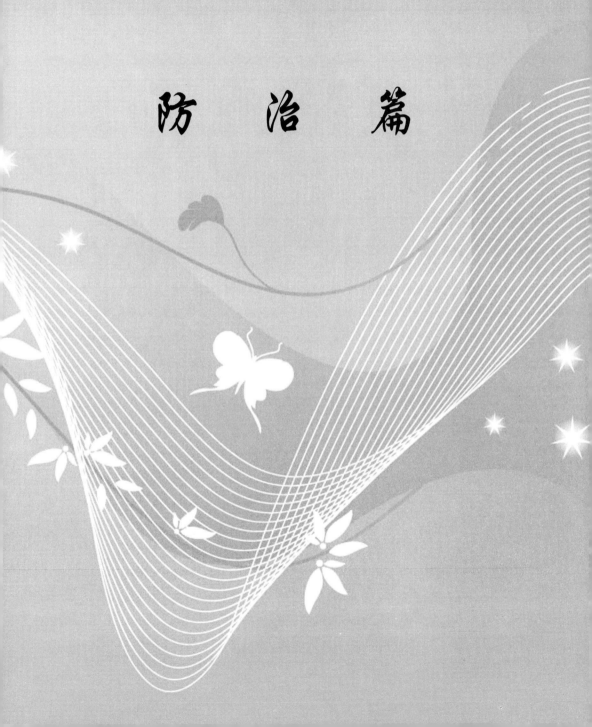

防 治 篇

诊断明确后就是疾病的预防和治疗了。本篇仅对过敏性疾病临床防治工作中常遇到的问题略加讨论。

✤ 一、重要的病因避免

IgE 介导的过敏性疾病确定病因（包括过敏原）后，最有效的治疗是避免过敏原和诱发因素。避免即去因治疗，是过敏性疾病特有的治疗方法，犹如釜底抽薪，可很快使症状得到缓解甚至消退。

医生必须首先告诉患者避免过敏原和其他病因的重要性。慢性过敏性疾病，如果只关心用药而未关注避免过敏原（如尘螨等），药物的效果也不会持久。

食物、药物过敏的预防措施，目前国内仍依靠避免，还应包括避免含有该成分的制品；对宠物过敏者一定要远离它们；对阳光中的紫外线 B 敏感者，避免的效果也很好。

避免过敏原的另一措施是积极消灭它们。国外对床单上的尘土进行收集后调查发现，尘螨几乎家家有。如何消灭它们？尘螨主要藏身处是床具（见例64），它们既怕冻，又怕热，这对消灭它们很有利。此外，杀死后还应去掉其仍具有一定过敏性的尸体。

对于难以避免的过敏原，如属于风媒花的树或草花粉，它们无孔不入，可以飘散到高空和远处的田园和城镇。在花粉飘散的高峰时节，距离该植物越近，空气中花粉的水平越高，诱发的症状也就越重。花粉症患者应远离该处。

其他难以避免的吸入过敏原，在用免疫治疗的同时，也应尽可能远离它们。

例 27：孩子哮喘的原因探寻和避免的神效

这是一个 3 岁患儿，已经哮喘两年，每到冬季常发作，特别是每当他妈妈亲他或抱他时，哮喘就会立刻发作或加重，离开其母就会很快好转，母亲很苦恼，埋怨自己成了孩子的"克星"。多种治疗均无效，来到医院变态反应科看病，经皮内试验和血清检测，证实是对蚕丝过敏。原来其母入冬穿丝绵衣，后来脱掉丝绵衣再接触孩子，患儿不再哮喘。

这样的例子很多。一位哮喘病患儿常在半夜哮喘大发作，每到这时孩子会边哭边喊："我要到客厅去!"一到客厅就好了，最后确诊是丝棉被所致。一位对尘螨过敏的患儿，半夜哮喘大发作，父母赶忙抱去看急诊，到医院一看，孩子已呼呼大睡，那是因为他离开了尘螨喜居环境——床具的缘故。

上面的例子告诉我们，患者尽可能避免过敏原，特别是吸入过敏原，对哮喘病的防治是十分重要的。

例 28：患者久治无效与未避免致敏花粉有关

2013 年 8 月 29 日，一位 70 岁老人前来就诊。

他说："从 1985 年开始，每到 8、9 月就喷嚏、清涕不止，流泪、眼鼻痒，不咳，偶喉鸣。后来皮试和验血证实是对蒿草花粉过敏。曾皮下注射脱敏液两年多，不但无效，反有加重，用药也是这样，怎么办？"

"您是做什么工作的？"

我常在查找病因时询问职业，因我发现许多病因与职业有关。为什么药物和脱敏对这位患者无效，甚至病情反而又有加重，我希望能在询问职业中找到线索。

一旁陪同前来的朋友说："是搞研究工作的教授。"

我又问："是研究什么的？"

"宗教。"

"住哪里？"

"山上寺庙。"

我说："山上蒿草类的野草最多，8、9 月是花粉飘散的高峰时节，这时您在山上，可以说是在蒿草花粉的包围中，药物效果不好很可能与此有关，因为药物和脱敏治疗都只能防止对花粉轻度和中度的暴露诱发的过敏症状，不能防止由于大量暴露于花粉环境所引起的症状。治疗的最好方法是避免，建议这两个月到北京城区或南方避一避。"

老人听我说后十分高兴，翘起大拇指，连声道谢而去。

接诊的医生一定不要忘了告诉患者，避免过敏原的重要性。

✿ 二、严重过敏反应的认识和处理

（一）严重过敏反应简介

严重过敏反应（anaphylaxis）是临床变态反应方面最紧急的事件。过去将免疫性（IgE 介导）和非免疫性分开，后者称为类严重过敏反应（anaphylac-toid）。现二者统一称为严重过敏反应。这是一组包括免疫和非免疫性、常常是突发的、涉及多个靶器官的严重临床症状，是一个具有多种诱发物、致病机制不尽相同的临床综合征。

2013 年夏，陕西省多处大黄蜂肆虐，蜇死多人，其中多人为严重过敏所致。后来当地端掉了许多大黄蜂窝。此外，由于严重过敏可发生于蜇刺后几分钟内，因此，急救必须分秒必争，首先教会群众如何初步自救特别重要。

（二）对严重过敏反应的尽早认识

患者在暴露于诱发物后，大多很快发病，甚至可短至几分几秒。

常见和最早出现的是皮肤症状，如泛发性荨麻疹、皮肤潮红、瘙痒等。皮肤症状的出现，对尽早认识该综合征很有帮助。

严重症状包括呼吸道的喉水肿和支气管痉挛引起的窒息，心血管系统的低血压致休克等。对这些系统症状的尽早认识和及时处理十分重要。

（三）严重过敏反应的初期处理

1. 初期的处理　严重过敏反应一旦发生，应尽快移去过敏原，如蜂类的蜇刺应尽快拔出；过敏原不明者，应尽快离开该环境，移至他处，再作进一步处理，决不能就地抢救或等待急救，这点与心脏病突发事件的急救不同。有条件时尽快注射一针 1∶1000 肾上腺素，尽快吸氧。

生物活性胺类包括组胺、多巴胺等，特别是组胺，是症状发生快速而严重的罪魁祸首。因此，尽快服 1 片手头就有的抗组胺药（一般称抗过敏药）十分重要。抗组胺药起作用在 15 分钟以上，由于口服及时，为它的起效赢得了时间。

2. 主要表现为支气管痉挛的处理　哮喘发作时，应尽快经口吸入平喘药如沙丁胺醇，掌握正确的经口吸入方法很重要（后面将谈及）。哮喘经常发作的患者，应随身携带该类药，以备不时之需。

3. 主要表现为过敏性休克的处理　为了防止脑缺血、缺氧，首先在整个急救过程包括运送途中，都应采取头低足高位。我们知道，脑占全身体重的 1% ~

2%，而耗氧量却占了全身耗氧量的20%，因此，脑对缺氧非常敏感。头低足高位可大大减少甚至避免脑部缺血、缺氧造成的严重后果。此外，尽快大量饮水以补充血容量，如有条件，最好饮用接近生理盐水（0.9%）的淡盐水。

（四）肾上腺素的应用

突发严重过敏反应的患者应尽快注入1∶1000肾上腺素。这类药物虽然不是治本的药，却在必要时对过敏患者有起死回生的重要作用。因此，常发作的患者，应随身携带该药备用。

肾上腺素应用于严重过敏已逾百年，至今仍是变态反应科急、重症的首选药物。先说说它的作用和不良反应。

严重过敏常存在支气管平滑肌痉挛、血管萎陷、渗出增加、血管性水肿等。而肾上腺素具有使小血管收缩、使萎陷的血管重新振作、减轻支气管和喉部黏膜水肿、解除支气管平滑肌痉挛等作用，通常可在3~5分钟内快速起效。如此有效的过敏急救药，为什么有些医疗单位、特别是急诊室不敢用呢？

再说说它的不良反应。由于它有收缩小血管的作用，所以高血压、心脏病、甲亢患者禁用。因此，肾上腺素虽有使萎陷的血管重新振作起来的作用，但应掌握好它的禁忌证和用量。

1∶1000肾上腺素一般成人用量为每次皮下注射0.3~0.4mg，小儿用量为每次0.01mg/kg，最大量为0.3mg。这样的剂量对正常心脏是安全的。

可能是因为急诊室平日接待最多的是高血压及其并发症、心脏病患者，而这些急症是不能用肾上腺素的，久而久之成了习惯，偶尔来了一个严重过敏患者，就不敢用本药了。还有，我们宣传本药对严重过敏反应能起到"起死回生"的作用不够。

例29：脱敏注射致全身反应，应注射肾上腺素

一位14岁男孩，诊断为蒿草花粉症，接受脱敏治疗。2011年2月4日，其父突来电话称：孩子在注射10^{-2}浓度的0.5ml脱敏液后15分钟，全身痒，起了大片风团，嗓发紧，已吸了万托林（一种平喘药）及口服西替利嗪（一种抗过敏药），嗓紧好转，但全身风团不退，怎么办？

患者在打了脱敏针后出现了全身反应。我告诉他们，首先，快喝淡盐水，口服一片抗过敏药，然后立刻去就近医院皮下注射一针 1∶1000 肾上腺素 0.3ml。

不久，其父又来电话，已到地区医院，医生不给注射肾上腺素，说这药对心脏不好。

这药对心脏病患者的心脏确实不好，应禁用。而无心脏病者，按规定注射的一般量，是不会引起心脏问题的。

三、过敏性疾病的用药原则

（一）药物的选用原则

药物都有两面性。任何疾病的用药原则都是：用最少的有效药物，最小的有效剂量，避免或减少药物引起的不良反应。如用两种药和用一种药同样有效，应用一种药；如两种剂量同样有效，应用较小的剂量。不必用的药用多了，引起的不良反应，常以为又有了其他病，再加药，结果成了恶性循环，不可不慎。

例 30：她因对多种药物和食物"过敏"而休学

这是一位 21 岁的女大学生，于 2001 年 4 月 10 日前来就诊。她蓬头垢面，指甲缝也是黑的，面色苍白，满脸愁容，像是有很重的心事。

病史：大约在 3 个月前，手上做了个小手术，术后不久用中药外敷，10 分钟后，觉全身皮肤痒、眼鼻痒、恶心、呕吐、腹痛、呼吸困难，经急救治愈。但此后常感不适，经常头痛、心悸、恶心、眼鼻痒。一直未上学，思想负担极重。经当地医院多方检查，做了心电图、脑电图均正常。心率一直快，医生嘱忌食鸡肉、猪肉、蛋、姜、葱、蒜和海鲜。已两个多月未食这些食物，但病情仍无改善。患者一直服用两种抗过敏药，还另服保肝药。

体检：心肺未发现异常。皮试组胺（一种不会引起全身症状的阳性对照液）后，觉头晕、眼痒，为了解除她的思想顾虑，其父也做了相同的皮试，余下的皮肤试验是其父拽着她去完成的，结果食物组全部呈阴性，这次皮试过程中未出现头晕。

她又怀疑说："是不是药物抑制了皮肤的反应？"

我说："如果是因为服了药致皮肤受抑制，使皮试呈阴性的话，那你刚才也不会出现头晕。"

她无言以对。后又做了吸入过敏原的皮试仍为阴性，这时思想顾虑基本解除。

我嘱她立刻停服所有药物，因为药物都有两面性，都有不同程度的不良反应，不良反应反过来又加重了患者的思想负担，以为另外又有"病"了，又用药来治疗前一种药引起的不良反应，结果"病"越来越多。这种恶性循环必须打破，停药是打破该循环的重要一环。她有点领悟了。我又建议她开始逐渐进食一切检查不过敏的食物。我从思想上开导她，我让她知道："你目前没有什么大病，开始可能是药物过敏，但药物不会在体内存在这么久，早就从体内排出去了，现在是自己给自己加的病。"

我给她开了艾司唑仑（即一般称的舒乐安定），嘱晚上吃半片，可使她安静地睡个好觉，这药还有抗焦虑作用，适合她。

3日后复诊，称已停服以前的药，并已进多种食物，没有感到任何不舒适。但还有一点喉堵，胃不适，看她还有些紧张。

我说："不要紧，会好的。"

这几天她已稍事修整，这是一个挺漂亮的姑娘啊！让"病"折腾得这样。我鼓励她，开导她，最后愉快而去。

任何药物都有两面性，特别是许多抗过敏的药具有使心跳加快的不良反应。服药出现了心跳加快，又反过来治疗心跳加快，结果药物越用越多，病情更加复杂。因此，医生仔细分析病情，正确选用药物十分重要。

说到药物的滥用，我想到了瘦肉精，这里谈谈瘦肉精的来龙去脉。

瘦肉精学名克伦特罗（clenbuterol），就是大家熟悉的、以前临床常用来治疗哮喘的克喘素。它与美普清同属一类，是强有力的支气管扩张药，不法商贩就是利用该类药心跳加快和震颤的不良反应，每天用它来喂猪，让猪不停的颤抖和心悸，使肥肉减少，瘦肉产出率提高。

查阅近年的专业书，克喘素已经不见了踪影，大概是它"昭著的恶名"影响了药厂的生产、销售和临床的使用。但瘦肉精却屡禁不止，不久前听说又用到牛身上去了。

希望在政府的严厉干预下，使瘦肉精从我们的生活中绝迹。

（二）哮喘病应用的两类主要药物

哮喘病的治疗主要有两类药：扩张支气管平滑肌的平喘药和皮质激素。支气管平滑肌发生了痉挛，用扩张支气管平滑肌的药就行了，为什么还要用皮质激素？让我们做一简要的历史回顾。

几十年前人们以为哮喘病只是支气管平滑肌发生了痉挛，用平喘的药如氨茶碱就可以了，但疾病仍经常复发。随着科学技术的发展，人们知道哮喘病不只有支气管平滑肌痉挛，支气管黏膜还存在过敏性炎症（allergic inflammation，AI），这种炎症与以中性粒细胞浸润为主的感染性炎症不同，是以嗜酸性粒细胞浸润为主。过敏性炎症的存在，是临床应用抗炎剂如皮质激素、色甘酸钠等的主要依据。

众所周知，皮质激素是把双刃剑，它既有许多优点，也有一些不良反应，应发挥其优点，减少其不良反应，经口吸入法治疗哮喘病具有这样的优势。

（三）治疗哮喘病药物进入途径的选择

药物进入途径既要考虑到它的有效性，还应考虑到它的安全性。从安全角度出发，局部用药较全身用药安全。

近30多年来，支气管哮喘的用药途径，一般采用局部（气道）进入。因为与全身（指口服、肌内、静脉等）用药比较，它有如下优点：①同样效果局部用药总量要比口服等全身用药少得多；②局部药物浓度大，效果好；③全身吸收少，从而全身性不良反应少；④吸入平喘药可在几分钟内起作用，比口服快许多，对急救十分有利。过敏性鼻炎选择局部用药的原理也是这样。

🍂 四、支气管哮喘、过敏性鼻炎局部用药方法

（一）压力定量经口喷雾吸入法

压力定量经口喷雾吸入法曾是应用最广泛的急性平喘的方法，其正确的使

用方法见表2。对于不会用手口配合呼吸的小儿或无法深呼吸的病重患者，可在喷雾器前加一个贮雾罐，喷雾器喷出的药液可在贮雾罐中停留3~5秒，待婴幼儿或病重患者自然呼吸吸入。

同样的药物应用不同的喷雾器，效果也不全相同，这与其制作工艺有关。如喷出的药液微粒粒径小于5μm，可吸入到较深的肺部。如微粒粒径较大，则易沉积于上呼吸道，效果较差。但如微粒粒径小于0.5μm，这样小的颗粒因呈布朗运动不易沉积下来，又会晃晃悠悠地被呼出，效果也不好。

表2　压力定量喷雾吸入器的正确使用

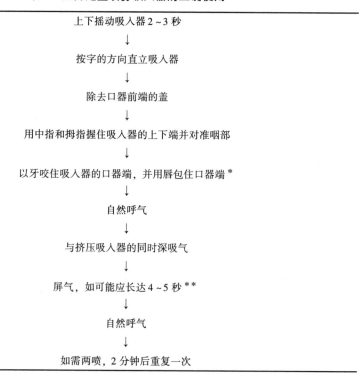

上下摇动吸入器2~3秒
↓
按字的方向直立吸入器
↓
除去口器前端的盖
↓
用中指和拇指握住吸入器的上下端并对准咽部
↓
以牙咬住吸入器的口器端，并用唇包住口器端*
↓
自然呼气
↓
与挤压吸入器的同时深吸气
↓
屏气，如可能应长达4~5秒**
↓
自然呼气
↓
如需两喷，2分钟后重复一次

*含口器端再呼气；**喘息越重屏气应越短，甚至不屏气

Frew等曾作过一次调查，他们对101位医生（52位开业，49位在医院工作）、59位已受训的病房护士及18位药剂师做过观察，发现只有28%的医生、22%的护士、17%的药剂师能正确使用气雾剂（压力性定量经口吸入剂）。而这些医务工作者全都需要指导患者正确使用气雾剂。

我们也曾对患者进行过调查，调查对象为100例病情在中度以下的初诊哮喘病患者（包括曾经在外用过吸入剂者），经讲解示范一次后，对患者的操作进行观察，结果门诊的初诊成人患者中能正确使用吸入剂（包括支气管扩张剂或抗炎剂）者，只有1%，复诊时再次检查也只有21%的患者能正确应用。观察说明对初诊患者指导吸入方法十分必要，且应在以后随诊中再次检查其操作方法。鉴于此，作者写出短文发表于1994年第17卷第12期的《中华结核和呼吸疾病杂志》，文章题为"指导患者正确使用气雾剂的重要性"，以期引起医生对教会患者正确掌握吸入方法的重视。

下面介绍的几个病例，说明医护人员教会每例患者正确使用吸入剂是非常必要的。

例31：患者问："我吸药后为什么头痛？"

2006年11月16日的早上，门诊还未开诊，一位前天看过的患者急匆匆地跑进来说：

"大夫，你开的药能止喘，但为什么吸药后头疼？"

我问："药带来了吗？"

他说："没有。"

我让他比划给我看。

他边说边比划："就这样，就这样同时喷药、吸药，再屏气10秒。"

问题出来了，我说："你屏气时间太长，最多5秒就可以了。"

"为什么？说明书上让屏气10秒的呀！"

他想了解得多一些，还未开诊，我就讲了起来：

"首先，我们要明白为什么吸药后要屏气。以沙丁胺醇来说，药液微粒的直径<5μm时，药液可吸入到较深的肺部，但易被呼出，特别当药液微粒粒径<0.5μm时，则会晃晃悠悠地被呼了出来，因此吸药后要屏一会儿气，但屏气时药液刚吸入，尚未起作用，支气管平滑肌尚处在痉挛状态，屏气时间稍长，就会加重缺氧，引起头痛。对粉剂的吸入，屏气时间也同样不能太长。"

此后他照着我教的方法吸药、屏气，未再出现头痛。

我还告诉他，喘越重屏气应越短，甚至不屏气，我也这样告诉其他吸药的患者。

例32：农妇吸药方法错误，反加重了哮喘

这位47岁的农妇以哮喘5~6年来我科就诊，每年7~8月发作，用药效

果不好，还头痛，她情绪也不好。

我看了她原来用的两种吸入剂——皮质激素喷雾剂（丙酸氟替卡松吸入气雾剂）和沙丁胺醇，前者是治疗哮喘病的抗炎剂，但不能平喘，后者能很快平喘，但不抗炎，看来当地医生开的药是对的。

为什么不见效，有时反而加重呢！

我让她吸一次沙丁胺醇给我看。

她将药喷进口里，再慢慢吸入，然后屏气10秒。

我说："全错了，这样吸药有两个错误。"我做了如下解释。

第一，喷药和吸药两个动作未同时进行，先喷药，未吸，药大多喷到口腔黏膜上了。再吸药，这时悬浮在口腔中的雾化药液已所剩无几，进入支气管的药液也就很少。此外，沙丁胺醇雾化吸入方法正确的话，药物到了支气管，患者的前胸会有感觉，而她却从来没有过感觉，也说明药液基本未被吸入。

第二，患者因喘而吸平喘药，药物大多未吸入，却屏气10秒，自然会加重哮喘和缺氧。此外，如吸药方法正确，屏气10秒对她来说也长了些。

为什么要吸平喘药？因为支气管平滑肌发生了痉挛，空气难吸进去，体内会缺氧，因此，得尽快扩张支气管。

再说为什么吸药后要屏气？原意是使吸入的药液微粒不会马上被呼出，但正在喘的患者，10秒长了些，5秒就够了。一般喘越重、屏气的时间应越短，甚至不屏气。因为在屏气时，药物尚未起作用，屏气稍久会加重缺氧，脑对缺氧最敏感，易引起头痛，甚至晕厥。

我边纠正她吸药的方法，边告诉她为什么要这样吸。几分钟后，她说喘好多了，前胸也有了感觉，头也不疼。再听听双肺，喘鸣也消失了。

她高兴地说："全好了！"

后来，我又发现她将两种吸入剂用反了，需要长期定时吸入的皮质激素喷雾剂，她偶尔才用，需要时再用的扩张支气管的沙丁胺醇，她又定时多次吸入，再加上吸药方法不对，结果吸药次数越频，缺氧越重，头也越痛，药物反而成了"杀手"。

最后，她高高兴兴回去了。

例33：他吸药后频咳，原来是屏气太长

2009年9月23日，一位60岁老患者从老家打来长途电话，他对蒿草花粉过敏。电话中说，前几日到外地出差，那里蒿草特别多，咳嗽不止。他问怎么

办？我听他在说话时也频频轻咳。

9 月下旬，空气中蒿草花粉的飘散量已开始下降，对蒿草花粉过敏者，症状也应该有所减轻，为什么他反而加重？我让他尽快来京。

就诊时，我见他不停地干咳，痛苦不堪，但仔细听肺部，也未闻哮鸣音。以简易峰流速仪测得呼气流量峰值（PEF）为 460L/min，以他的年龄及 180cm 的身高，正常应为 458~479L/min。看来肺功能是正常的，现在他没有喘，是不是咳嗽变异性哮喘（CVA）？血常规检查也正常。是什么原因使他频咳不止？先让他吸一次沙丁胺醇看看。

这一吸气和屏气，让我发现了问题，他吸药后竟屏气 15~20 秒。

我说："错了！错了！吸药后屏气如此长时间，不就越吸越缺氧了。"

他说："我以为屏气越长越有效呢！难怪我吸药后常头晕、舌麻，原来都是屏气太长引起缺氧的结果。"

两日后去电话询问，病情已经好多了，未再吸沙丁胺醇，仅偶咳。我也就放心了。

初吸药后，少数患者将药液喷到上呼吸道黏膜上，喉部黏膜受刺激后可出现咳嗽。但该患者已吸药多年，一般能正确掌握吸药方法，在我门诊吸药观察也是对的，只是屏气时间长了些，致体内缺氧，所以他头痛、舌麻。但为什么频频轻咳不止，我至今未找到合理的解释。

（二）口含式药液雾化吸入法

雾化装置的口器端为口含式，患者可坐在那里吸药。这种雾化吸入法最简单，可用于不会手、口配合喷吸药和病情较轻的患者，但在药量的掌握上要谨慎。吸完药后必须漱口，以免长期吸入皮质激素，口咽部继发真菌感染。

（三）面罩式药液雾化吸入法

面罩式适用于年龄较小（＜4 岁）或病情较重的患者，在雾化装置的口器端用面罩装置。先用面罩将口鼻罩住，让患者自然呼吸吸入。在吸完药取下面罩后，必须洗脸，特别是吸入皮质激素途经的皮肤，以防产生不可逆的激素性皮炎。文献称，带氟的皮质激素绝不能用在脸上。不带氟的皮质激素也不能长期应用于面部。是否让其漱口，或为之洗口，则酌情而定。

一天，我为一名3岁的哮喘小儿看病，她长期雾化吸入皮质激素。看完病后，其母问：

"为什么她唇上皮肤发黑？"

我一看，果然上唇皮肤有明显的色素沉着，很可能是长期吸入皮质激素后未清洗该药途经的皮肤所致。我告诉她吸完药取下面罩后，应清洗面部皮肤。

医护人员不只应主动告诉患者吸药的操作方法，还应告诉患者及其家人在吸药后的一些注意事项。

（四）粉剂药物经口吸入法

所用工具为干粉吸入器（dry powder inhaler，DPI），有旋转式吸纳器（rotahaler）、碟式吸纳器（diskhaler）和涡流式吸纳器即都保（turbuhaler）三种。干粉吸入器的使用较简便，只要有一定吸气能力就行。可用于年龄较小、不会协调两种动作（即喷药和吸气）的患者。但病情较重，或年龄太小和年长的患者，由于吸气流速不足，效果较差。我们曾教1例20个月大的幼儿应用旋转式吸纳器吸入色甘酸钠取得成功，使病情迅速得到最佳控制（图8），这是当时能吸入干粉剂的最小年龄。碟式吸纳器有含沙美特罗（一种长效 β_2 受体激动剂）和氟替卡松的舒利迭。涡流式吸纳器如含布地奈德的普米克都保，以及含布地奈德和福莫特罗（另一种长效 β_2 受体激动剂）的信必可。它们都是哮喘病的常用药物。

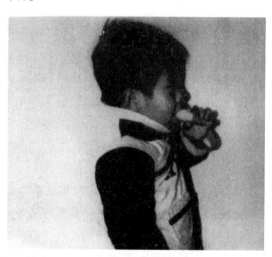

图8　使用旋转式吸纳器吸入色甘酸钠的20个月大患儿

（五）鼻用药的正确操作法

如用点药法，头稍后仰并偏向点药一侧，点药后维持这种姿势数秒钟，使药充分分布于鼻黏膜表面。如果只是将头后仰点药，药液会一直流向咽后壁，鼻黏膜反而没有或很少接触到药液，效果不好。如为喷雾剂也应采用这种姿势。还有要注意的一点是，不要将药喷向鼻中隔，因有个别报道，长期喷向鼻中隔，会引起中隔穿孔。不过这是十分罕见的不良反应。

五、过敏原免疫治疗和去敏疗法

（一）过敏原免疫治疗简介

对于难以避免的吸入过敏原所致的呼吸道过敏性疾病，如过敏性支气管哮喘、过敏性鼻炎，可用该吸入过敏原进行免疫（脱敏）治疗，这是变态反应科特有的对因治疗方法，始于 1911 年，源于经验的脱敏治疗，后来发现有效病例，在体内会产生一些免疫学变化，进而机体产生免疫耐受。原称为脱敏治疗，后改称为过敏原免疫治疗（allergen immunotherapy，AIT）。

以张庆松教授、叶世泰教授为首的北京协和医院变态反应科，于 1956 年在国内率先开展了这项治疗，治愈了不少患者，积累了丰富经验，发表了一些文章，为在国内开展这项治疗做出了贡献。但国内外曾在相当长时间内对它的疗效存在着争论。1997 年世界卫生组织（WHO）的指导性文章（position paper）肯定了它的疗效。

过敏原免疫治疗方法有多种，我科用的是皮下免疫治疗（subcutaneous immunotherapy，SCIT）。治疗分两个阶段，递增量阶段（build-up phase，B-P 阶段）和维持治疗阶段（maintenance phase，M-P 阶段）。前一阶段过敏原的浓度逐渐从低到高呈 10 倍递增，每个浓度从少到多逐渐增加剂量，以确保安全。过敏原免疫治疗具激发性质，应随时警惕全身反应的发生，皮下免疫治疗（SCIT）效果较好，但全身反应的发生率也略高于其他途径的过敏原免疫治疗。因此，更要严密观察。如何从递增量阶段过渡到维持治疗阶段？简言之，患者能耐受的最大量就是患者的维持量。

例34：花粉症患者要求保住她的右眼

一位花甲老人于 2011 年 9 月 14 日来我院变态反应科就诊。因患眼疾，其左眼已失明，要求我们设法保住右眼。

病史：双眼奇痒 11 年，每年春季 4、5 月和夏秋季 8、9 月双眼痒、喷嚏多、清涕多，过了这个季节就全好了。这很像花粉症，但为什么她特别提到眼痒？

我问："眼怎么痒？"

她说："眼真是奇痒难忍，好像上百条小虫在眼里蠕动，真想将眼抠下来，我用力揉直到把眼揉痛才解痒。口服一般止痒药或点眼药均无效。但发病季节一过，眼就不痒了。2010 年 5 月的一天，左眼突然出血，诊断为视网膜脱离，以激光治疗无效。现左眼只有光感，能见人影，右眼视力正常。医生多次治疗无效，说与过敏有关。"

她那么迫切地希望我们能保住她的右眼。

检查：双眼结膜充血，角膜光泽。经皮试和验血诊断为春季和夏秋花粉症，表现为过敏性鼻结膜炎。

免疫（脱敏）治疗的年龄范围是 5～60 岁，她已 63 岁，超出了常规的治疗年龄，但免疫治疗是保住右眼光明的唯一希望。考虑再三，我决定在严密的观察下进行脱敏。

于 2011 年 9 月 28 日开始免疫治疗，发病季节辅以色甘酸钠滴眼液，后加用吡嘧司特钾滴眼液（商品名为研立双），口服西替利嗪。

2013 年 12 月 9 日最近一次复诊，免疫治疗已两年多，患者称一年多来眼部偶轻痒，基本不痒。左眼未继续发展，右眼视力无变化，继续维持免疫治疗观察，嘱就诊眼科复查眼底。

不久她告诉我，原来的医院眼科医生称，检查结果左眼底视网膜脱离如前无变化，右眼眼底正常。

分析：根据患者出现的是眼鼻过敏症状，多年来发病有鲜明的季节性，经皮肤试验和血清检测证实，为春季和夏秋花粉症。视网膜脱离也经多位眼科医生检查确诊。当前的主要问题是：视网膜脱离是否为花粉症的眼部奇痒，而用力揉擦的结果？关于这个问题，各医院眼科医生意见不一。

在两年多的脱敏治疗观察中，我们主要以过敏原免疫治疗减轻了眼部的痒感，从而保住了她的右眼。我们认为：她的视网膜脱离是因花粉症引起眼奇痒后，用力揉擦所致。

我查阅到一篇综述"眼部变态反应的处理（Management of ocular allergy）"，登于《AAAI》，Vol 75 Sep 1995，其中提到，"自发的视网膜脱离在特应性皮炎患者中较在普通人群中更常见，似为眼部过敏性疾病的一个罕见的合并症（Spontaneous retinal detachment is said to be more common in patients with atopic dermatitis than in the general population. This would appear to be a rare complication of ocular allergic disease）。"

（二）注射应在医疗单位进行

由于免疫治疗具激发性质，整个过程，特别在递增量阶段（B-P 阶段）高浓度期间，容易发生全身反应。因此，注射应在医疗单位进行并留观 30 分钟，一旦出现反应，可得到及时的救治。

例 35：母亲多注了脱敏液，让孩子突发严重症状

这是一位 12 岁的男孩，诊断为蒿草花粉症，于 2006 年 9 月 28 日开始免疫治疗。

2007 年 2 月 12 日夜 10 点半后，突然电话铃响了，是这位患儿的母亲打来的。

她问："刚才注射 2 号（即过敏原原液的 1/100 即 10^{-2} 浓度）0.8ml，孩子出现了过敏性鼻炎的症状，怎么办？"

我说："让他服一片抗过敏药，下次将注射量减为 2 号的 0.7ml 或 0.6ml。"她又说："上次注射的是 3 号（即 10^{-3}）0.8ml。"

这一句话，把我吓了一大跳，她竟在最高浓度的最大剂量期间，皮下注入了较上次大了 10 倍的剂量，蒿草花粉还是我国北方最强的致敏花粉呢！我的睡意顿时全无。

接着她又说："哎呀！身上起荨麻疹了，又呼吸困难了。"

"赶快去最近的诊所或医院急救，尽快打一针肾上腺素。"孩子已服了一片抗组胺药。

当我知道孩子的母亲自作主张注射了较上次大10倍的剂量后，问：

"为什么不按说明书慢慢增加剂量注射?"

她竟回答说："你没有给我说明书，是你让我这样注射的，他们都听见你这样说的。"指上一次同来的几位年轻人。

注射的说明书是和注射的脱敏液同时配发的！而我也不可能让她加大10倍注射。她的谎言使我很生气。

我说："再找找说明书。"

孩子的父亲说："包里确实没有说明书。"

但这不是理论问题的时候。

我说："不管，现在先到最近的诊所或医院急救要紧。"

到诊所后，医生来电话问，肾上腺素如何用。我告诉了他，后来又静点了皮质激素，病情稳定了。我的一颗心才放下，这时已近午夜12点，这一夜我难以入眠。

再回头说说患儿母亲打错针的事。

由于过敏原免疫治疗具激发性质（即以毒攻毒的治疗），给患者皮下注射的是患者敏感的吸入过敏原，因此，只能循序渐进，慢慢递增量，使患者逐渐产生免疫耐受，否则易产生严重的全身反应。总之，小量可脱敏，大量可诱发过敏。

因此，过敏原免疫治疗自开始治疗之日起，就将注射药液和注射说明书，由配药室以捆绑形式同时发给患者，这是制度。再则，在这之前，她不是一直在按说明书注射吗！

她这样说，可能是感到问题的严重，不敢承担责任的一种推脱之词。

对这事我很生气。算了！人与人之间应多一些宽容。

后来，那几位小伙子又多次来代取脱敏液，我都为他们加了号，也批评过他们。患儿的脱敏注射，再从2号0.1ml开始，以后再依次递增直至2号0.8ml（即上次发生反应的浓度和剂量），孩子未再出现反应。

这之后，孩子的父亲来要求我加号，为患儿取药。

我再未提起这件事，事实会说明一切的。

终于真相大白，他们全都了解到我只管开处方，不管发药和给注射说明书后，非常感激我。后来又有问题来电话相问，我仍然一一做了回答。

是孩子的母亲注射错了，结果引起了严重反应。

不久，又有患儿因几次注射后出现全身反应，前来复诊，原来是其父误读了注射说明书，从 3 号 0.8ml 骤增至 2 号 0.5ml，剂量一下加大了 6 倍多，是在高浓度期间注射错了剂量引起的全身反应。

免疫注射液中过敏原的浓度是从少到多呈 10 倍递增的，其号码代表 10 的负指数，如 2 号代表 10^{-2}，3 号代表 10^{-3} 其余以此类推。因此，其号码数字越大，代表免疫注射液中过敏原的浓度越低。

上述病例的教训是，过敏原免疫注射应在医疗单位按治疗说明书注射。

（三）告诉患者脱敏注射的注意事项

1. 注射部位的选择　皮下注射选在上臂外侧，目的是一旦出现全身反应可及时束扎注射处的近（上）端，以减少过敏原的进一步吸收。

2. 主要注意事项　本法疗程较长，注射次数可达数百次之多，再加上注射的是患者敏感的过敏原，稍一不慎，容易引起局部和全身性反应，因此，按正规方法操作十分重要。

有患者反映，在某医疗单位脱敏注射后，注射部位和全身出现了荨麻疹，奇痒。这之前注射同量和以后递增量均未出现反应。患者疑为注射的操作不当所致。注射不当包括注入血管、注射速度过快、多次注射的部位过于集中、深度较浅等。参考 2006 年发表于《Allergy》增刊的一篇文章，题为"Standards for Pratical Allergen-Specific Immunotherapy（过敏原特异性免疫治疗的实用标准）"，作者提出几点主要注意事项如下：

多次注射不要集中于一个小范围，注射点要分散，以免局部注入量积累较多，诱发反应；由于注射量很少，操作者易忽略回抽血这一步，在高浓度期间，这一步特别重要，如误注入了血管，应拔出换一个部位重注；应以缓慢的速度注入，这样药液不会短时间集中于一个小范围内诱发反应，特别在注入量较大时。

文中建议，1ml 药液应注 1 分钟，按此速度推算，0.1ml 药液注射时间应为 6 秒，0.2ml 的注射时间应为 12 秒，其余按此类推。

上述注射过程的注意事项，我总结为便于记忆的 12 个字：

点分散，深皮下，回抽血，慢推药。

医护人员应将这些注意事项告诉患者及其家人，并请他们转告注射者。

关于过敏原免疫治疗的改进，将在探索篇中谈及。

（四）去敏疗法

去敏疗法与过敏原免疫治疗，有同有异。相同处是二者均具有激发性质，同是一种以毒攻毒的治疗，需要逐渐从小量开始递增至大量。不同处是免疫治疗的有效病例体内会发生免疫学变化，而去敏疗法在体内不会发生这种变化，难以避免的寒冷和日光等无法脱敏，只能用去敏法来治疗，不过在去敏治疗见效后，不能中断治疗。寒冷去敏疗法已在例4中谈及，这里介绍1例日光性荨麻疹的日光去敏疗法。

例36：日光性荨麻疹的去敏治疗

患儿只有3岁零10个月，在父母的陪同下，于2001年9月3日从河南来我科就诊。

病史：2个月以来，每遇日晒3~5分钟，最长1小时，暴露处就会起痒疹，约1小时才消退。

我问："过去对什么过敏？"

孩子的父亲说："曾在臀部打针，日晒后局部起红斑，但那次并未直接暴露于阳光。她还有一个奇怪的症状，在室内玻璃窗下睡的时间久一点，也会起许多像蚊子叮的包一样的皮疹，现在即使阳光不强也会出现皮疹。"

经检查，全身未发现皮疹。

"今年5~6月份，经常外出也没有出现反应呀！"其父又说。

上午10时左右，我让其外出暴露于阳光下激发。孩子外出几分钟后皮肤开始发痒、起疹，1个小时后返回，全身暴露处起大片风团和红晕。再观察半小时全部消退。

那天阳光不强，人站在外面无身影，后来经北京气象局方文举高级工程师提供当日上午10时的气象资料如下：气温为25.2℃，日照0.4，相对湿度为13%，紫外线照射弱。

取血检查 T-IgE 为106kU/L（正常<60kU/L）。

我告诉她的父母："孩子患的是日光性荨麻疹。"

"这是怎么一回事？她在室内玻璃窗下也起？"

我看她的家人很焦急，就告诉他们有关紫外线过敏的一些常识。

"日光里容易引起过敏的主要是紫外线，分 A、B、C 三种。紫外线 C 到不了地球，因为达到地球表面前就被大气层中的臭氧层吸收了。如哪一天臭氧层的空洞扩大，它就能到达地球表面，引起人们患癌症，所以现在国际上想了多种办法，使臭氧层的空洞不因人为因素扩大。紫外线 A 和 B 能到达地球表面，紫外线 A 还能穿透 3mm 厚的普通玻璃直达皮肤的真皮层，引起过敏。而紫外线 B 不能穿透玻璃，因此对之过敏者，玻璃可起到隔离保护作用，在室内、汽车里，甚至在树荫下，都可不发病。大多数过敏者都是对紫外线 B 敏感，可以预防，且效果好。而少数对紫外线 A 过敏者就不那么幸运了。你们的孩子在玻璃窗内屡屡发病，说明她是紫外线 A 引起的荨麻疹。这病十分少见，女略多于男，可发生于任何年龄，但以 20 ~ 40 岁多见，你们的孩子才 3 岁多，更是十分罕见了。"

"这病是怎么得的？"

"发病原因至今不明。"

"她患的是不是卟啉症？" 看来他们已看过一些有关书籍。

"现在看来不是，因为孩子在离开日光后，风团很快消退，卟啉症引起的皮疹形态多种多样，大多数情况不会很快消退。"

2002 年 8 月 4 日去电话询问情况，是孩子的母亲接的，告诉我：

"我们按照你说的方法每天都带她外出一会儿，从冬天开始至今未断过。孩子这一夏季好多了，天气这么热，阳光这样强，她现在基本不犯了。以前哪怕是不太强的阳光，照射 3 ~ 5 分钟就起皮疹，现在能在外待 1 小时也没有任何问题，如果更长一些达 2 个小时，她的四肢会起一点，但未见她抓，估计也不太痒。前几天她参加室外比赛画画，一直在广场待了 2 个小时，刚起几个皮疹，天空突然布满了乌云，她的皮疹一下全退了。这次比赛她还得了二等奖呢！她说要争取得一等奖，到北京去看文奶奶。昨天我带着她骑摩托车回娘家，路上骑了 1 个小时，她一直未起。原来我们为她愁得不得了，心想可能她这一辈子都不能见太阳了，怎么活呀！现在终于解决了。"

这消息也让我十分高兴，阳光去敏见效了。

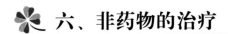

六、非药物的治疗

不是所有疾病都需要药物治疗，以下情况不需用药或药物并非主要治疗手段。

（一）能避免的过敏原应尽可能避免

有些过敏原如药物、食物、宠物等是完全可以避免的，其效果远优于只用药物治疗而未避免过敏原。见"防治篇——过敏原的避免"一节，这里从略。

（二）心理障碍主要用心理治疗

例 37：她需要的是精神上的支撑

一位 47 岁的妇女，于 2009 年 12 月 15 日就诊。

病史：4 天前因颈部淋巴增生造影，注射碘造影剂后，起荨麻疹，全身疼痛，已 3 天未合眼，服过阿司咪唑，全身更痛，改服白加黑后稍好。有多种药物迟发过敏史，曾患过敏性鼻炎，已治愈。

我看她十分紧张，她担心对碘造影剂过敏或中毒，特来就诊。体检：全身未见皮疹，四肢活动正常，心肺也未闻异常。多方考虑，未作皮肤试验，也未取血化验。为尽快解除她的紧张情绪，我仅做了如下处理：①睡前继服白加黑；②多喝水，绿豆汤更好；③互留了电话。

次日下午去电话了解病情。

她说："昨晚服了一片白加黑，睡得好些，下半身已不痛，上身还有一点痛。我现在正煮绿豆汤呢!"

我很高兴，她的精神状态已经开始松弛，病已开始好转。

第 3 天去电话。

她说："昨晚未服药，睡得好，全身都不痛了。"

她还问："以后碘还会在身体内起作用吗?"

我告诉她："不会，碘造影剂早已排出体外了。"

最后她高高兴兴地回了家。

分析：关于诊断，从就诊时的症状和体征看，既不像严重过敏反应，也不像急性中毒。我边处理边严密观察。这三项处理，主要是在精神上给予支撑。首先，她对白加黑无反应，在她如此紧张的情况下，又有一个对多种药物迟发过敏的病史，不管真假，都不宜另换它药，我仍让她服白加黑；其次，让她多喝水，特别提出多喝绿豆汤，因为民间认为绿豆汤可以解毒；最后一项也是最重要的一项，在她极度恐惧而又感到无助的情况下，互留了电话，并告诉她可随时给我打电话，这是在她最需要的时候，给予勇气、力量和支撑，最后她终于战胜了疾病。

在治疗任何疾病上，精神上的支撑永远十分重要。

（三）不需用药的疾病处理

不是所有的疾病只有用药才能好，不该用的药用多了，还会派生出其他问题。

例38：对压力性荨麻疹患者的解释

2003 年 9 月 18 日，一位中年男士从东北前来就诊。他说："几年来身体多处受压后 4 小时左右，局部红肿。"他脱下了鞋袜给我看他的足心，并说："这就是昨天足疗 4 小时后红肿的，现在还痛。"

看到他足心有一处 4cm × 2cm 的红肿块。

为这个病他到处就医，服了许多药，均无效。我将书中的有关章节给他看。书中这样记述：本病很少见，皮肤受压处立即或 4 小时后起红肿块，持续 24～48 小时。关于治疗，书中这样写道：抗组胺药通常无效，严重者可用低剂量皮质激素。

他说："原来这病无药可治，我跑了一大圈呢！"

我说："别跑了，治疗无用，如出现症状，一般情况下可临时用温水泡足等理疗法减轻不适感。"

他还问："奇怪，我怎么划皮肤也不起。这病会一辈子吗？"

我说："这病经常侵犯的部位是手足心、腰带处和其他系带受压处。有的患者反映，坐马桶久了臀部会出现一圈风团。此外，虽然皮肤直接受压可引起风团，但这些患者并没有皮肤划痕征，与皮肤划痕症是两回事，皮肤划痕征阴性还是本病的特点呢！这病也不会一辈子存在。"

"既然如此，我就不必东奔西跑，到处求医了。"

"对。"

❀ 七、切勿轻信偏方

任何药物在上市前都要经过严格实验和临床观察，最后经药监局审批才能用于临床。目的是使其作用充分发挥，将不良反应降至最低，而偏方就不一样了。

例39：偏方差点要了他的命

2013年的一天，邻居友人来电话，说有急事找我商量，请我去一下，我赶忙到他家。原来是最近他的皮肤常起紫斑块，医生说是皮下出血，查血小板，只有 5×10^9/L（5000/mm³）现在手背也出现了瘀斑，他征求我的意见，是今天就去看急诊，还是可以星期一再去就诊。那天是星期六，我建议他立刻去看急诊。后来知道医生为他紧急输了血小板，病情才稳定下来。

我为什么力主他去看急诊？因为健康者每立方毫米应有10万到30万个血小板，血小板是凝血用的，一旦减少，就会出血，出在皮肤是瘀斑，如出在脑内，就是脑溢血，会危及生命的。

他为什么血小板减少得如此严重？主管医生问，我也仔细询问，问是否服了阿司匹林类药物，是否接触了放射线？怎么问也不得要领。医生只得给他加用口服皮质激素，使血小板不再往下降。未找到原因，大家都忧心忡忡。

不久，他的老伴看电视，偶然看见了一个消息。电视中说："长期吃花椒会使血小板下降……"这才恍然大悟。

原来在多年前，一位朋友悄悄告诉他一个秘方，即每日早起吃20粒花椒，说这对身体极好。这秘方来之不易，是一个人因为报恩才秘密告诉这位朋友的。于是就这样吃了多年花椒。

他立刻停服花椒，此后，也不再服皮质激素，血小板不断上升直到正常。有时我们在林荫道上散步相遇，谈起这件事，都说，"一定要告诉大家，切勿轻信偏方。"

例40：我阻止了一位病友服偏方

2014年的一天，一位病友来电话，她说："朋友介绍一位医术极高的道士给我治病，据说他曾将一位晚期胰腺癌患者治好了，你看行吗？"这位病友很相信我，这方面的问题她常与我商量。

这位病友是慢性呼吸道过敏的患者，需要长期服用皮质激素。我一下警觉起来，连忙问：

"他准备怎么给你治？"

她说："首先停服激素（一般人称皮质激素为激素），他开几付汤药，同时将甘草泡开水当茶喝，能喝多少就喝多少，1个月后他再来复诊看病。"

她这一席话竟把我吓了一大跳。连忙说：

"不行！不行！皮质激素是双刃剑，必须用时，我们总是小心翼翼地为患者酌情增减剂量，使正作用充分发挥，不良反应减少到最低。而这位道士竟敢让骤停，太危险了。还有，临床用的皮质激素是经过多方提炼处理，有精确的剂量标准，甘草与皮质激素虽有相同的成分——类固醇，但未经制作精炼，无法掌握其与皮质激素相当的剂量，因而不能随便代替。"

2008年在北京召开的第29届世界奥运会上，甘草作为违禁药，是禁止运动员服用的。因此，甘草虽然是中药，仍不能随便特别是大量服用。

我阻止了她使用偏方，从而防止了可能意外事件的发生。

探索篇

临床医生（包括变态反应科医生）的研究，主要是针对临床遇到的一些疾病的诊治问题。患者的问题解决了，医生也会从中学习到不少新的知识，医患双方得益。这就是从临床来，再回到临床去。

小问题解决了是经验，大问题解决了是科研成果。我和许多医生一样，会因我们的努力使疑难症得以确诊、重症患者获得康复而兴奋不已。那些废寝忘食、夜以继日的辛劳，早已忘得干干净净。

但探索的路不是平坦的。

以下介绍的主要是我们在临床遇到问题时，经历的曲折、甚至是崎岖的过程，并谈谈自己的点滴体会。

一、变应性支气管肺曲菌病的发现

认识这个病有一个过程，我查阅了自己当年的登记本，回忆起了 30 多年前的往事。

（一）疑团的产生

20 世纪 80 年代初期，在门诊有少数哮喘病患者，虽然具有哮喘病的所有特点，但他们的外周血嗜酸性粒细胞明显增多。

登记本在 1982 年 5 月 21 日上记录着一位患者的诊断："支气管哮喘，嗜酸性粒细胞增多症"，我给他换了大病历，记下了地址。这是我第一次接诊这类患者（图 9A）。

1982 年 8 月 24 日又来了一位患者，不但嗜酸性粒细胞增多，T-IgE 也升高（图 9B）。我还特地留下了北京某医院的证明条，上面记着，患者有咳嗽、嗜酸性粒细胞增多，胸部 X 片有左下肺炎。我将这一小小的证明条贴在当年的登记本上，保存至今。

1982 年 11 月 15 日，又有一例患者被诊断为嗜酸性粒细胞增多症，支气管哮喘（图 9C）。

同样，我为这两位患者也换了大病历。

这是个什么病？心中产生了疑问。我希望有一天能为他们、也为我解疑。

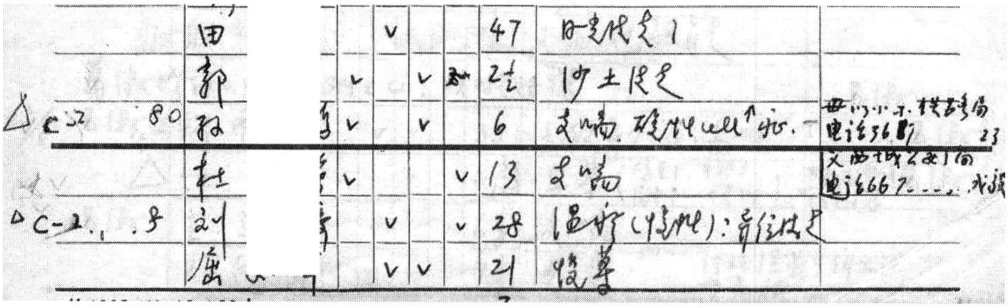

图9 1982年5月21日（A）、8月24日（B）、11月15日（C）先后诊断的嗜酸性粒
细胞增多症和哮喘病（摘自当年登记本）

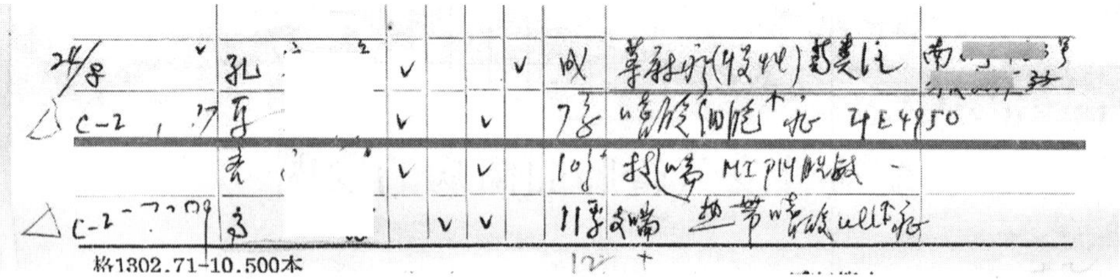

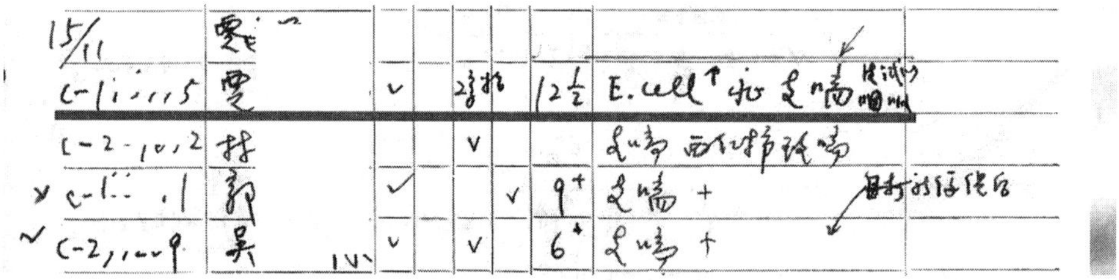

（二）从书本中发现线索

大约在1982年12月的一天，我在北京图书馆（现为国家图书馆）看到一本1979年出版的书，书名为《Cellular, Molecular, and Clinical Aspects of Allergic Disorders（过敏性疾病的细胞、分子和临床方面）》，找到了嗜酸性粒细胞肺炎一节，再从伴哮喘病一段中看到了一个名为"变应性支气管肺曲菌病（Allergic bronchopulmonary aspergillosis, ABA）"的过敏病，当时英文缩写为

ABA（图 10），后来才统一称为 ABPA。

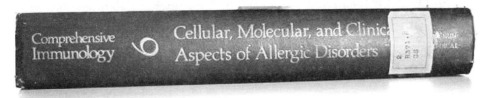

A

3.1. Eosinophilic Pneumonias with Asthma

3.1.1. Allergic Bronchopulmonary Aspergillosis (ABA)

There are five basic types of pulmonary disease known to be caused by the ubiquitous *Aspergillus* species. First, the aspergillus organism may produce an infectious pneumonitis in subjects who are immunologically compromised from lymphatic neoplasia or treatment with cytotoxic agents. In this situation, aspergillus organisms invade lung tissue and are directly responsible for consolidation and parenchymal damage. Second, subjects with a prior history of pulmonary tuberculosis, with a residual lung cavity, may develop a "fungus ball" in the cavity composed predominantly of aspergillus organisms. Third, several cases of classical hypersensitivity pneumonitis without asthma or eosinophilia have been found to result from occupational exposure to antigens derived from *Aspergillus clavatus*

B

图 10 一本解疑的书

书中记着 1977 年 Rosenberg 等制定的诊断标准，是当时最简明、具有里程碑意义的、最新的一种。其主要诊断标准有 7 条，次要标准有 3 条，后 3 条虽然重要但少见，不能作为诊断的主要依据，这里暂从略。主要的 7 条标准包括：

1. 哮喘。
2. 外周血嗜酸性粒细胞增多。
3. 皮试曲菌呈速发阳性反应。
4. 肺部出现过暂时性浸润。
5. 血清 T-IgE 水平升高。
6. 血清存在抗曲菌的沉淀抗体。
7. 胸部 X 片存在中心性支气管扩张（central bronchiectasis，CB）。

书中写道，若临床症状满足 7 条中的 6 条，极可能是本病，如存在中心性支气管扩张（CB），诊断就可确定了。

当时我院和我科的实验条件，以及放射检查，能满足其中 6 条标准，只差一条了，这让我喜出望外。

我和同事们在没有任何经费、没有专职时间、也没有任何报酬的情况下，以对患者的关爱、对工作的热情，在完成本职工作后，开始了新的探索。

（三）临床和实验探索

在探索中，临床和实验是不可分割的整体，二者互相补充，最终使患者得以诊断，进而能尽早得到治疗。

1. 临床调查　首先，我们必须在众多的病历中找出疑似 ABA 的患者，采集血样，供实验检测，以便最后做出诊断。这关键的第一步，开始由我在那里孤军奋战，后来年轻的于彦医生分配来我科，她大力帮助我。她聪明，工作中又肯下功夫，从事这项工作不久，就能熟练地做出正确的判断。她协助我观察、诊治患者，利用门诊工作之余的时间，收集患者的资料，并登记在册，忙个不停。这成袋的、透着她心血的记录表，我一直珍藏着（图 11）。我们初步的诊断，为实验工作提供了尽可能准确的血清。

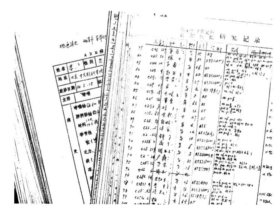

图 11　于彦医生的调查表和阶段小结

1983 年 1 月 11 日临床确诊的第一例（图 12），就是这一例提供的血清，首次检测出了抗烟曲菌（Aspergillus fumigatus，Af）的沉淀线（图 13）。从此开始了进一步的实验探索。

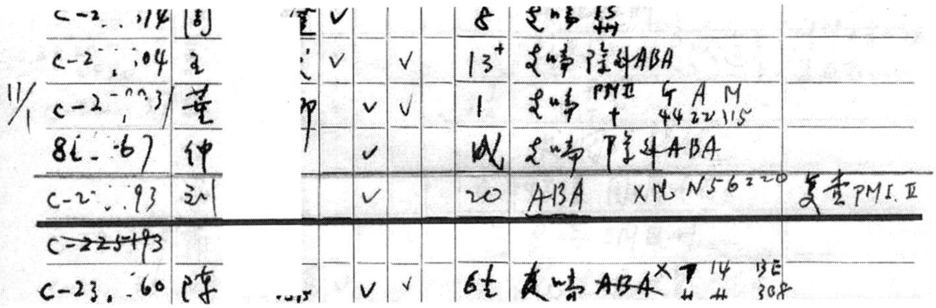

图 12　首例临床诊断的 ABA（摘自当年登记本）

于医生除协助诊治 ABA 外，还在其他临床工作中帮助我。我们一起完成了"小儿蚕丝过敏 64 例"的临床观察，整理后以论著形式发表于国际权威的过敏杂志《Annual of Allergy》上，这是后话。

2. 实验探索　年轻的技术员王宇的本职工作是做皮肤试验，他工作敏捷利落，得心应手。虽然对这项新的工作——血清检验一无所知，仍在完成本职工作之余，主动承担起了这一任务。

20 世纪 60 年代，Oucterlony 建立了琼脂凝胶双扩散法，用来检测血清特异性沉淀抗体。血清特异性沉淀抗体的存在，是本病的一项重要诊断条件。如何证实它的存在呢？我们在琼脂玻片上打两个孔，一个孔中置已知的真菌抗原，另一孔置未知成分的血清，二者在琼脂中相互扩散时相遇，如出现了沉淀线，就证实血清中存在抗该真菌的沉淀抗体，这实验就算成功了。可是二者需要一个符合条件的适比区，适比区要求血清必须浓缩 4～5 倍才能将检出率从 60% 提高至 90%。技术员小王自己学着制作出了浓缩晶体，这小小的晶体一放进血清中，逐渐膨胀，血清被浓缩，实验的准备工作就这样开始了。说到这晶体，30 年过去了，我还一直珍藏着它。

1983 年 12 月，小王终于做出了第一条沉淀线，虽然它只是一个雏形（图13），仍使我们兴奋不已。这可喜的第一步终于迈出去了。随着以后的不断改进，做出的沉淀线越来越标准（图 14），经过小王不懈的努力，丑小鸭终于变成了白天鹅，我们的欢喜自不待言，能完全满足 ABA 的 7 条诊断标准了。这无资金、无报酬的工作一直持续到他们二人离开。

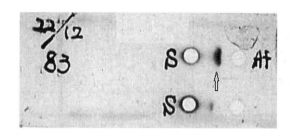

图 13　首次在琼脂凝胶玻片上以双扩散法检测出的沉淀线（箭头所示）

S：患者血清，Af：烟曲菌的英文缩写

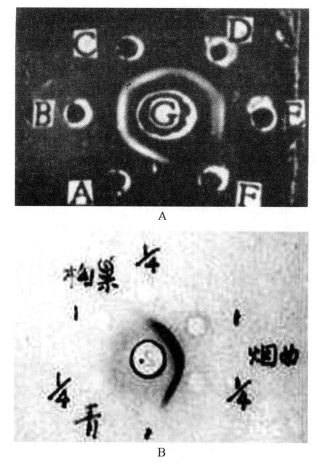

图 14　后来检测出的血清抗 Af 的沉淀线

A 图中 A、B、C、D、E 孔分别为不同浓度的 Af 抗原，F 孔为空白对照，G 孔为 ABPA 患者血清

B 图中当 Af 浓度为原液 1 和 1/4 时，与 ABPA 患者血清双扩散，均出现抗 Af 的沉淀线

3. 艰苦的工作条件　都说万事开头难，这其中的艰辛一言难尽。工作在地下室，那儿不通风，不到两天，实验的琼脂玻片的边上就长了霉，那是真菌菌落（图15）。

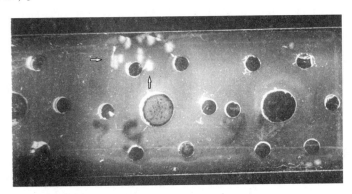

图15　长了霉的琼脂玻片

翻开小王的实验记录本，上面记录着：1985年8月20日，第三件事，刷试管。那时试管是重复使用的玻璃器皿，工作是艰苦的。翻开我珍藏的那些成袋的调查表、记录本，看着他们一笔一划记下的临床调查表和实验记录本，以及那一瓶血清浓缩晶体（图16），还有我们一起发表于国内外的、渗透着他们心血和汗水的文章，早已相继出国的于彦和王宇仿佛又出现在我的眼前，不禁思念起远方的他们来。

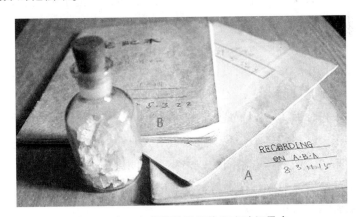

图16　小王自制的浓缩晶体和实验记录本

A. 1983 年；B. 1985 年

4. 思念　多年来，我苦苦地寻找着他们，到处打听他们的消息，终于在 2015 年先后联系上了。首先在同事们的帮助下，与王宇联系上了。与于彦的联系却是个偶然。2015 年 10 月的一天，老伴递给我一张两年前的旧报纸，报纸的一角记着于燕和潦草不清的电传地址，此于燕是否就是我苦苦寻找的彼于彦，我一定要试试，我发了一个"收到请回信"的电传。几天后，天大的喜讯终于来了，我收到了回信，让我高兴不已。我们述说着别情，回忆起当年在工作中度过的艰难岁月和快乐时光，我们也在为患者服务的岁月中建立了友谊。我也为他们在各自的岗位上创造着辉煌而高兴。

5. 血清室接上了班 1990 年后，在临床及沉淀线的实验上立了功的于彦和王宇相继出国，在这困难的时候，以陈定一老师为首的血清室老师们——崔静华和王晓峰伸出了援手，接下了这一工作，在工作中他们得心应手完成了任务。但他们并不满足于此，还创新开展了其他相关实验，使我们的临床诊断工作更向前走了一大步。

（四）分生孢子梗的发现

说到痰中分生孢子梗（conidiophore）（图 17）的发现，我科副主任技师乔秉善老师立了大功。他工作十分认真，在显微镜下仔细观察每一张涂片，终于在一次痰镜检中发现了产生烟曲菌（Af）孢子的分生孢子梗，也就是说，乔老师发现了产生 Af 孢子的"母亲"。这在世界上也属罕见的发现，让我们兴奋不已。分生孢子梗在痰中的存在，证实致敏的烟曲菌（Af）是生长于 ABPA 患者气道的分泌物中，这个发现更证实了本病的致病机制。

说起分生孢子梗的发现，还有一段小故事。

一天，一位诊断为 ABA 的患者在看病的过程中，我告诉她如果有痰从肺的深部咳出来，就尽快送来，我们查查看有无真菌。看完病她就回去了。可不一会她又回来了，用手指着紧闭的口，我一下明白了，立刻到实验室取来小盒盛下她口中的痰液。后来她说在等公交车时突然从肺的深部涌上来一口痰，就是这一口痰查出了分生孢子梗。

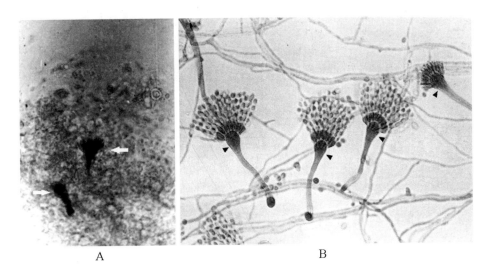

图 17 生长 Af 的分生孢子梗

A. ABPA 患者痰涂片中的分生孢子梗；B. 人工培养出的分生孢子梗

Af 致 ABPA 与 Af 致过敏性哮喘的根本区别就在于：前者的致敏原是生长繁殖于中等大小支气管的分泌物中，而后者则是存在于空气中的 Af 孢子被患者吸入，才会诱发出症状，离开该环境后，痰被咳出，症状即可消退。

（五）发表文章填补了国内空白

我们的"变态反应支气管肺曲霉菌病的诊断（附三例报告）"的文章，以论著形式发表于 1985 年《中华结核和呼吸疾病杂志》（图 18）。这是国内第一次报道本病，填补了国内空白。

由于首次在国内发现本病，文昭明、乔秉善、陈定一、于彦、王宇获 1986 年医科院级奖。

我特别要感谢科主任叶世泰教授，我们的工作自开始之日起，就一直得到他的支持，并提出宝贵意见，这一切都定格在登记本和实验记录本中。

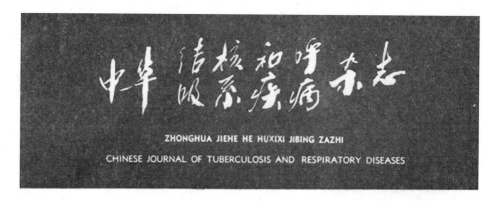

ZHONGHUA JIEHE HE HUXIXI JIBING ZAZHI
CHINESE JOURNAL OF TUBERCULOSIS AND RESPIRATORY DISEASES

1985年 第2期 （第8卷 第2期）

论 著

A

变态反应支气管肺曲霉菌病的诊断

（附三例报告）

首都医院变态反应科 文昭明 乔秉善 王 宇 李美琏

提要 本文报告了三例变态反应性支气管肺曲霉菌病，提出了其易于误诊的原因，并对其免疫发病机理、临床表现略加讨论。本文推荐按 Rosenberg 等制订的标准诊断。由于本病易侵犯青少年和儿童、且晚期肺损伤具有不可逆性，强调早期诊断的重要性。

B

图 18 1985 年国内首次报道的三例 ABPA

例 41：第 1 例确诊的 ABPA 患者

这是一位 19 岁女孩，从 5 岁开始哮喘，近两年加重，于 1983 年 1 月 11 日来科就诊。

病史：7、8 年来常感冒，表现低热、全身乏力、胸痛，5 年来 X 线检查肺部出现阴影 7~8 次。家中祖父、父亲、叔父均患支气管哮喘。

体检：一般情况尚好，双肺满布哮鸣；皮内试验烟曲菌（Af）强阳性，外周血白细胞总数 $19 \times 10^9/L$（$19000/mm^3$），嗜酸性粒细胞百分比为 38%，血清总 IgE 9000U/ml（当时正常值为 $454 \pm 243U/ml$），临床诊断为 ABA。同年 12 月，以双扩散法从血清中检出抗 Af 的沉淀抗体，痰中发现 Af 分生孢子梗，最后确诊为 ABPA。这是临床确诊的第 1 例。

后来又诊断了 ABPA 伴曲菌球（aspergilloma）以及儿童病例，先后发表于 1989 年第 12 卷的《中华结核和呼吸疾病杂志》和 1990 年第 103 卷的《Chinese Medical Journal》（《中华医学杂志》的英文版）。

体会：外周血嗜酸性粒细胞明显增多，血清 T-IgE 水平特别高，在一般哮喘病中很少见；胸片反复出现片状阴影，也是哮喘病本身不具有的。抓住这些细微的、与哮喘病不全相符之处，进一步从文献、从临床寻找答案，就会有所发现。

（六）紧随不断改进的诊断标准前行

那时国内外都还不太熟悉本病，易将本病误诊为其他疾病。初识本病后，又易将其他病误诊为本病，ABPA 又无特异的诊断方法，因此，全面掌握其诊断标准很重要。

本病的诊断标准随着免疫学的进展不断改变。以下几个阶段具有里程碑性质。

1. 1952 年发现本病的 Hinson 医生等对本病的诊断标准　标准只有 4 条：①反复发热；②反复在不同部位出现肺萎陷和肺实变；③含有痰栓和真菌的脓痰；④外周血嗜酸性粒细胞增多 $[\geq 1.0 \times 10^9/L$（$1000/mm^3$）]。

2. 1977 年制订的 7 条主要诊断标准　到了 20 世纪 70 年代，Ishizaka 发现血清 T-IgE，于是就有了 1977 年 Rosenberg 等制订的标准。从诊断看，分为主要的（Primary）7 条标准（见前）和次要的（Secondary）3 条标准。7 条标准中首次提到哮喘病、血清中 T-IgE 增高，以及在胸片上肺部存在中心性支气管扩张（CB）。我们的早期病例就是根据这个标准诊断的。

3. 血清特异性 IgE 和 IgG（多见的是 IgE-Af 和 IgG-Af） 1985 年已能检测 IgE-Af 和 IgG-Af，于是就有了 Greenberger 等制定的 8 条诊断标准。1990 年后，我科的实验条件有了改进，ABPA 病例是按照这个标准诊断的。

1991 年，作者发表于《中华医学杂志》的题为"变态反应性支气管肺曲菌病的临床表现和免疫特点"的文章，首次在国内图示了中心性支气管扩张（CB）在 CT 扫描中的影像（图 19）。

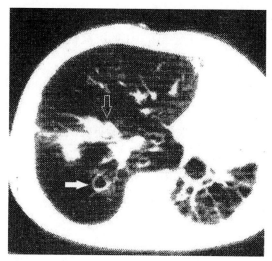

图 19 ABPA 患者胸部 CT 扫描中心性支气管扩张的环形阴影、带状阴影

4. 必备的诊断条件 2013 年，经典的过敏疾病专著 Middleton《Allergy》第 8 版问世。在 ABPA 一章，介绍了诊断 ABPA 的 4 条必备标准：①哮喘病（asthma）；②皮试 Af 呈阳性反应；③T-IgE 1000ng/ml 即 417kU/L；④存在中心性支气管扩张（CB）。

（七）幸遇 Lockey 教授

1993 年，我奉派赴美学习访问，来到南佛罗里达大学医学院，先是在免疫科，因所学与我的工作不对口，我设法去了变态反应科。科室负责人是全美久负盛名、曾任美国变态反应学会主席的 Richard F. Lockey 教授。这让我的朋友既惊讶，又羡慕。

该大学医学院图书馆藏书甚丰，在那里，我如饥似渴地学习，从丰富的文献中，我查阅到了一篇文章，让我特别高兴。这篇文章的题目是"过敏反应在支气管扩张中的作用（The role of allergy in bronchietasis）"，登载于 1939 年第 10 卷的《Allergy》。

文章的作者 Watson 和 Kibler 从过敏的角度观察了 46 例支气管扩张的患者，发现有些患者与过敏反应关系密切。

我将这个情况向 Lockey 教授做了汇报，他在百忙中抽出时间，细心逐字逐句审阅和核对文献资料，与我一起讨论，并合写了一篇 ABPA 综述文章在杂志上发表（图 20），主要阐述在 1952 年以前，就有极似 ABPA 的文献记载。

说到 Lockey 教授，我一直心存感激。他见我学习努力，对我多方照顾，还主动为我提供食宿费用，并延长了 3 个月的访问时间。此外，在他的实验室，还由 Rosa 老师完成了蚕丝抗原的电泳，并在国外杂志发表。

Invest Allergol Clin Immunol, May-June 1996; Vol. 6(3): 144-151

Reviews

A review of allergic bronchopulmonary aspergillosis

Wen Zhaoming and Richard F. Lockey

Division of Allergy and Immunology, Department of Internal Medicine, University of South Florida College of Medicine, Tampa, Florida, U.S.A.

图 20　与 Lockey 教授合写的文章

（八）血清特异性 IgE 和 IgG 的检测

1. 特异性 IgE 和 IgG 简介　血清中的抗体，一般就是免疫球蛋白（immunoglobulin，Ig），是在抗原的刺激下生成的。它们分两大类，一类是亲细胞抗体，在生成 1~2 日内就会经血流结合到（肥大）细胞上，如 IgE；另一类抗体在血液中与相对应的抗原相遇，就会产生沉淀，故称为沉淀抗体或中和抗体，IgG、IgM、IgA 属这一类，其中以 IgG 最多。

2. 特异性 IgE 的检测　可从两方面着手，一是在该抗体生成后在血液中流过时，通过血清检测诊断，我院血清室曾用光密度（Optical density，OD）检测，后来我科实验室以较先进的 ImmunoCAP 系统检测；二是以某种抗原作皮肤试验，如呈阳性，说明在患者体内存在与该过敏原相对应的特异性 IgE 抗体，进而证实患者对该抗原过敏。简便的皮肤试验，是国内、外变态反应科常用来确定特异性 IgE 抗体，进而确定过敏原的主要方法。

3. 血清特异性沉淀抗体的检测　血清特异性沉淀抗体中最多见的是 IgG 类。在早期我们用的是以 Oucterlony 的琼脂凝胶双扩散法检测，此法简便，且条件较差的医疗单位也能完成，但不能区别是哪一种沉淀抗体。我们在拟诊 ABPA 的初期，就是用这个方法检测出特异性沉淀抗体，进而对患者做出诊断的（见前图 14,图 15）。

后来血清室不但按双扩散法检测出特异性沉淀抗体，还以光密度（OD）进行检测，做出了新的探索，并取得成功（图 21）。再后来变态反应科何海娟老师、王瑞琦老师以更先进的 ImmunoCAP 系统测定了血清特异性 IgE 和特异性 IgG 等，临床和实验紧密配合着。

Table 2. Comparison of IgE–Af and IgG–Af determined by ELISA in patient with ABPA and in asthma patients with positive intradermal tests to Af

	IgE–Af (OD)	IgG–Af (OD)
ABPA	0.71	0.41
Asthma (average)	0.30	0.17

图 21　首次在国内以光密度（OD）法检测出血清 IgE-Af 和 IgG-Af 值

［摘自《Chinese Medical Journal》1990, 103 (8)］

4. 血清检测更上一层楼　我的研究生孟凡信医生，应用亲自培养的烟曲菌（Af）在我科实验室完成了血清 IgE-Af 的检测后，又以免疫印迹技术（Immuno blot）即 Western blot 测 IgG-Af 取得成功。这对 ABPA 的诊断和鉴别诊断均有重要意义（图 22）。

其间曾遇到一个问题，让我们犯了难，小孟拟用免疫印迹技术检测抗 Af 的 IgG 电泳区带分布，突然发现缺少一个重要试剂，从国外进货已来不及，正在我们为难之际，于彦医生回国探亲，她热情支援了我们，终于完成了这对本病的诊断和鉴别诊断有重要意义的血清检验。

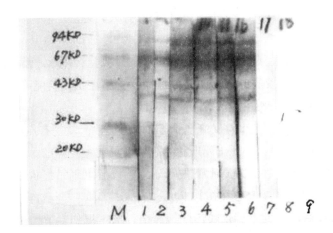

图 22　免疫印迹技术测患者血清 IgG-Af

带 1-6 为 ABPA 患者血清，带 7 和 8 为 Af 致哮喘病患者血清，带 9 为空白对照

（九）兼顾患者的疾病和心理障碍

本病的基础治疗是口服皮质激素（主要用泼尼松），辅以抗真菌药伊曲康唑，同时监测疾病的活动情况，定期检测血清 T-IgE。掌握好这三方面（还包括用药剂量和时间），就掌握了治疗本病的基本点，我们在临床精心治疗和观察着每一位患者。

几十年来，接诊的患者中大多存在轻重不等的心理障碍。由于这是一个易复发的慢性过敏性疾病，除了关心患者的疾病外，还应多给予患者以关爱和精神上的支撑。

我常告诉他们：成人患的大多数疾病都是不易痊愈的慢性病，如糖尿病、高血压、心脏病、慢性支气管炎等都不能治愈，但都是能控制的疾病。

文献中这样记述："本病晚期易合并中心性支气管扩张（CB）。""晚期"对患者来说是个不良刺激。实际上，许多合并 CB 的患者经治疗后情况很好，因此，我将这句改译为"病稍久易合并 CB。"

有的患者哭丧着脸说："文大夫，我死了，孩子怎么办？"

2014 年 1 月 24 日下午，从东北来了一个电话：电话中传来了哭声，说："我怎么办？我的股骨头真的坏死了，现在症状越来越重，坐着也疼。"这是一位长期口服皮质激素的 ABPA 患者。

"看医生了吗？"我问。

她以前多次出现一些症状，后经证实都没有大问题。

"看了。"

"在哪里看的？拍片了没有？"因为她曾怀疑过股骨头坏死，经拍片否定了。

"我在骨科医院看的病，医生说，根据症状，不需拍片就能确定了。"

"还是拍个片吧！尽快将结果告诉我。"

1月28日（农历腊月28）又来电话："拍片正常，就是有点积水。"

"好，我给你讲个狱医吓死了死刑犯的故事（见前关爱篇的心理暗示）……你看，毫发未损的他，在心理暗示下被吓死了。以后出现了症状去看医生，检查后说没有大问题，你就不必挂在心上，过于忧虑，这样会给自己加病的。你的ABPA正在往好的方面走。快快活活地过个春节，祝您春节愉快！"

"嗯！也祝您春节愉快！"

她终于放松了。

（十）今后的路

据国内外文献报道，在慢性哮喘病中，ABPA的发病率为1%～2%。这是一个并不罕见的、易于复发的慢性呼吸道疾病。随着诊治工作的深入，一些问题也浮出水面。ABPA发生于哮喘的基础上，如何积极阻断这一进程和发现早期病例，如何指导外地患者尽早发现复发的征兆、及时接受诊治，探索复发原因，调整治疗方案，关注患者的心理障碍等，这一切需要我们不断去探索，我们有信心去迎接新的挑战。

✿ 二、潜藏的青霉素诱发的严重过敏反应

（一）潜藏于牛奶中的青霉素诱发的过敏

例42：他多次休克原因不明

1988年12月5日，一位45岁的军官以多次休克原因不明来就诊，经皮肤试验及血清检测后，仍诊断不明，前面的医生只得给他每月注射1次长效皮质

激素——康宁克通，共注射了4次，确实4个月未再复发。这次他来就诊的目的，一是继续注射康宁克通，二是要求医生再为他查找休克的原因。看他忧心忡忡的样子，注射长效激素也非长久之计，我决定尽最大努力为他找发生休克的原因。

追踪就从这个病例开始。

1. 一点线索　经详细询问病史，了解到休克的发生无时间规律可循，上、下午均有发作，发病地点也不固定，或在办公室，或在汽车里。但我发现有以下几点：①发作均在饭后半小时内，这点很重要，它提醒我很可能与进食有关；②每餐必喝牛奶，但不是每餐均会发作；③有一个严重青霉素过敏致休克的病史，但已多年未用青霉素了。我隐约感到休克可能与青霉素和牛奶有关，二者之间是个什么关系？又说不清。查文献资料也找不到答案。

2. 造访奶牛研究所　后来，我请教药剂科的高级药剂师李大魁主任，他建议去郊区奶牛研究所看看，正好那儿的工程师乔燕平是他的朋友（后来也成了我的朋友）。热情的他利用周末陪我去了远郊的奶牛研究所，在乔工程师详细耐心讲解下，第一个疑团解开了。

原来奶牛最常患的病是乳房炎，其治疗主要是注射青霉素，故这些奶牛的奶就会含有少量青霉素，当时这些含青霉素的牛奶仍混于普通牛奶中出售。问题快要明白了。

患者的休克很可能是牛奶中的青霉素引起的。但要在临床确认这一点，首先必须确定他现在仍对青霉素高度敏感，其次还需要证实他在休克前饮用的牛奶污染了青霉素。这样，我们还有很长一段路要走。

3. 牛奶中青霉素的检测成了难点　这段时间，他又发生了一次休克，并按嘱咐送来休克发生前饮用的牛奶，我们用这牛奶为他做了皮肤点刺试验（skin prick test，SPT），结果为阴性。我和李大魁主任又将这牛奶送到某药检所，他们说只能查液体中的青霉素，不能查牛奶中的。后来又找了某医学科学院的有关单位，答复也是一样。怎么确定他休克的原因呢？

（二）严重青霉素过敏的诊断

先谈谈青霉素的皮肤试验。为什么不直接做常规的青霉素皮肤试验，看他是否对青霉素过敏？

1. 青霉素过敏诊断的历史回顾　让我们回顾一下青霉素过敏诊断的历史。20世纪40年代，英国的亚历山大·佛莱明（Alexander Fleming）医生首次发现了青霉素，这在当时是一个了不起的贡献，使许多严重感染患者得以治愈。到了50年代初期，发现它可引起极为严重的过敏反应，于是开始了皮肤试验，后来又发现皮肤试验也可引起严重反应，转而求助于体外的血清检测，再后来又发现体外的血清检测易出现假阴性反应，又回过头来寻找安全皮试法。但起始应用多大浓度是安全的？人们只知道患者越敏感起始浓度应该越低，没有底线。看来这方法既繁琐、又不安全，青霉素严重过敏的诊断还需另辟蹊径。

2. 查阅文献　1981年Sullivan在《Journal of allergy and clinical immunology》（JACI）杂志上推荐对青霉素过敏者以皮试方式进行诊断，并以皮肤点刺试验开始。在同一杂志同一期，另一作者Dellen认为，对青霉素极为敏感的患者仍需慎重。

后继续查阅国外文献，发现发表于1982年第69卷280期《JACI》的一篇文章，题为"口服青霉素去敏（Oral penicillin desensitization）"，文中提到："肠道外给药易发生过敏反应，而口服给药很少有发生过敏的可能（parenteral administration favors anaphylaxis whereas oral administration minimizes the likelihood of anaphylaxis）"。在1988年第18卷《Clinical Allergy》发表的一篇文章也提出了同样的看法，即口服青霉素较肠道外给药安全。这对我很有启发。

3. 口服青霉素激发的成与败　根据以上的文献，我们选择了这个方法，将放有少量青霉素的生理盐水让他口服，再缓慢递增生理盐水中青霉素的含量，并告诉患者，一旦出现反应，立即告诉我，即中止试验。几次下来，他出现了反应，试验成功了，证实他对青霉素高度敏感。

我们又让患者与个体养牛户签订合同，凡注射过青霉素的奶牛的奶，相当长一段时间绝不给他饮用。以后他继续每日喝牛奶如前，随访观察2年，再未发生过敏反应。至此诊断为：潜藏于牛奶中的青霉素诱发的过敏性休克。

患者的经历告诉我们，曾有青霉素诱发严重症状病史的患者，在订私人牛奶时，应与养牛户订好必要的合同，以确保注射过青霉素的奶牛的奶不供患者饮用。

口服激发也使患者出现了较重的过敏反应，我有些沮丧。患者在发生反应后曾告诉我，在严重反应发生的前一次口服药液后，口腔里就有了不适的感觉，他以为那不算反应，未告诉我。如果我对患者交代得清楚些，及时发现反应，及时中止试验就好了。

　　过了些时日，回过头来审视这个病例，看来排除试验更能帮助诊断病因。让患者与养牛户签订合同，确保患者饮用的牛奶不含青霉素，不就是排除试验吗？只要经过较长时间的观察就能确定病因。这方法安全。后来这个安全的排除试验也用于其他高度敏感病例的病因诊断。

　　但其他青霉素高度敏感患者的安全诊断法尚未解决，我不能就此停步。

　　4. 口含青霉素激发试验成功　我回想起患者曾反映，在口服激发出现症状前，口腔就有不适的感觉。这对我可是一个重要的启示。我们何不让患者别咽下去，就含在口里，如出现症状，立刻吐出并漱口，这样就安全了。这试验也成功了（图23）。

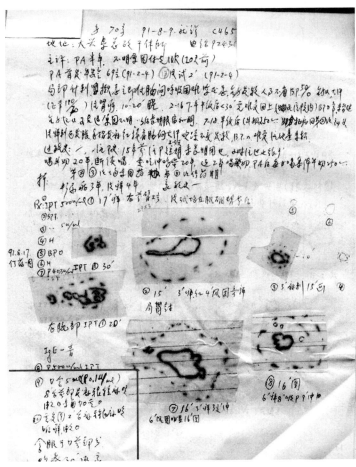

A

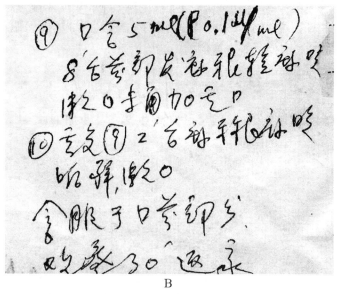

B

图23　口含激发的原始记录

B图为A图左下角的放大，解读如下：

⑨口含5ml（P青霉素0.1U/ml）8分钟后舌前部发麻，牙龈轻麻，咳，漱口未再加重；⑩重复⑨2分钟舌麻，牙龈麻，咳，喉痒，漱口（此次）含服（青霉素）于口前部分，观察30分钟，返家。

但青霉素的口含试验出现的症状看不见、也无法检查，全凭患者反映，如果患者太紧张，出现了心因性症状，也无法鉴别。看来这方法不可靠，还得改进。

5. 初试青霉素快速斑贴试验　口含的方法有一定的缺点，再一想，何不改为将青霉素放几滴在前臂掌侧皮肤上。结果，很快出现了风团和红晕，这第一次试验成功了，但可能由于患者十分敏感，药液的浓度（40万U/ml），对他们来说高了一些，患者在皮试的同时，吸入了高浓度的青霉素后出现了轻微的咳嗽，于是我改为以皮试液的浓度（500U/ml）放在皮肤上，观察时间延长至25～30分钟，其间局部发痒、有刺感，开始出现许多小风团，逐渐融合成一个大风团（见书后彩色插页，图24），激发也成功了。后来称之为快速斑贴试验（immediate patch test，IPT）。与SPT和皮内试验比较，对高度敏感的患者，IPT可作为第一步，因青霉素液未穿刺进入皮肤，不良反应低，因而更安全。于是我们又回到对安全皮肤试验的探索上。

IPT不良反应低的另一原因是，当患者感到局部发痒，有刺感，就立刻用凉自来水自上而下冲洗掉，但已进入表皮的微量青霉素，仍然在局部引起了有助于诊断的风团和红晕。由于冲洗后不再有青霉素继续进入表皮，因而不会再兴风作浪，局部症状也就不再进展。

我们曾对部分青霉素高度敏感的患者，比较了三种皮试法的阳性率和不良反应发生情况，结果发现，皮肤点刺试验（SPT）在青霉素低浓度（5U/ml）时阳性率较低，而较高浓度（200U/ml、500U/ml）时又易出现全身反应；皮内试验（intradermal test，IT）阳性率高，全身反应的发生率也较高（图25B）。

这重要而又十分安全的一步，成了以后四步安全皮试法的第一步。

ASIAN PACIFIC JOURNAL OF
ALLERGY AND IMMUNOLOGY

June 1993　　Volume 11　　Number 1　　ISSN 0125-877X

EDITORIAL
The Development of Immunity to Malaria (A Clinical View)
　NJ White 1

ORIGINAL ARTICLES
Enhanced Eosinophil Luminol-Dependent Chemiluminescence and Complement Receptor Expression by
Platelet-Activating Factor and Interleukin-5
　Jaw-Ji Tsai, Li-Nu Yu and Soo-Ray Wang 5
Skin Testing in Patients with High Risk of Anaphylactic Reactions to Penicillin
　Wen Zhao-ming and Ye Shi-tai 13
Survey of Airborne Culturable and Non-culturable Fungi at Different Sites in Delhi Metropolis
　Gupta, Sanjeev Kumar, B.M.J. Pereira and A.B. Singh 19

A

Talbe 4 Positive rate and incidence of adverse reaction in IPT, SPT and IT

	IPT (500 U/ml)	SPT$_1$ (5 U/ml)	SPT$_2$ (200 U/ml, 500 U/ml)	IT (0.05-50 U/ml)
Positive rate	96.2% (25/26)	86.7% (13/15)	100% (14/14)	100% (8/8)
Incidence of adv*	4% (1/25)	0% (0/13)	28.5% (4/14)	50% (4/8)

* adv, adverse reactions.

B

图25　发表于国外杂志的文章

A. 杂志封面；B. 文中所指的表4

注：* 即不良反应发生率；IPT：快速斑贴试验；SPT：皮肤点刺试验；IT：皮内试验

6. 青霉素四步安全皮试法的建立 这四步安全皮试法是：

第1步：将青霉素的常规皮内试验浓度（500U/ml）的皮试液几滴，置于前臂掌侧皮肤，观察25～30分钟，如局部出现阳性反应，诊断确定，立即冲洗掉皮肤上的青霉素液，反应即可中止。如无阳性反应，进行第2步；

第2步：将同样浓度的青霉素液进行皮肤点刺试验（SPT），观察15～20分钟，如局部出现阳性反应，试验即中止，若无反应，进行第3步；

第3步：将同样浓度的青霉素液0.01ml作皮内试验（IT），观察15～20分钟，如局部出现阳性反应，试验即中止，若无反应，进行第4步；

第4步：将同样浓度的青霉素液0.1ml作皮内试验（IT），观察15～20分钟，不论是否出现反应，试验终止。

青霉素四步安全皮试法简便而安全，其原因是：皮试液的浓度全为500U/ml，通过皮试法不同的安全性，决定应用的先后，最后取得成功。现将这四步简化如下：

表3 青霉素四步安全皮试法

	第1步	第2步	第3步	第4步	备注
皮试法	IPT	SPT	IT（0.01ml）	IT（0.1ml）	所用青霉素液的浓度均为500U/ml
观察时间（分钟）	25～30	15～20	15～20	15～20	

注：任何一步、任何时间出现反应，试验立即中止。

IPT：快速斑贴试验；SPT：皮肤点刺试验；IT：皮内试验

其中第4步使用的青霉素的浓度和剂量与药典规定的青霉素皮内试验的浓度和剂量相同。这样安全皮试法就与药典规定的青霉素皮试法接轨了。

对于青霉素四步安全皮试法的建立，我们十分高兴，因为从文献看，较国外的皮试法更安全、更简便。

当前，可喜的是，许多较大的牛奶公司严格审查、把关，市场上混有青霉素的牛奶已很少见。但这四步安全皮试法又可用于对其他过敏原高度敏感的患者身上。

对26例患者进行四步安全皮试法研究的总结文章发表于国内外杂志上，其中一篇发表于1992年《中华内科杂志》第31卷第9期，另一篇文章见

图 25。

7. 感谢　在安全皮试法建立的过程中，我们得到了以郑珊珊研究员为首的中国医学科学院基础研究所免疫室的大力支持和帮助，心中十分感谢。他们提供了代替青霉素主要决定簇的苄青霉噻唑酰 – 人血清白蛋白（benzyl penicillium thiazole acyl – Human serum albumin，BPO-HSA）供皮内试验用，并检验了患者的血清抗体，使我们的工作质量更上了一层楼。

（三）潜藏于医疗器皿中的青霉素诱发过敏

例 43：对青霉素高度敏感的患者，又疑对红霉素过敏了

一位已确诊为对青霉素高度敏感的患者前来复诊。她哭丧着脸说又对红霉素过敏了。她是在前几天静脉点滴红霉素出现过敏症状的。这是怎么回事？两种不同类别的抗生素同时过敏是十分少见的，更何况红霉素很少引起过敏。

问题还没有解决，接着又来了一位患者。

例 44：为多次休克的患者找原因

这是一位 47 岁的女士，以 6 年来反复发生休克 5 次，于 2000 年 9 月 4 日千里迢迢来北京协和医院变态反应科就诊。

病史：6 年前因病肌内注射聚肌胞第 6 针时，首次发生了休克；第 2 次是在注射小诺米星过程中发生的；第 3 次是在作普鲁卡因皮试时；第 4 次和第 5 次分别发生于静脉滴注氢化可的松过程中和饮用个体户牛奶后。

这 5 次均于注射和口服后 1 ~ 5 分钟出现症状，重时呼吸、脉搏全无，不省人事，喉水肿，均经抢救治愈。

患者有对青霉素高度敏感的病史，但 6 年来从未接触过青霉素。平时喝牛奶不过敏。第 4 次休克后曾去某医院皮试，食物和吸入过敏原组多项显示阳性和强阳性，因而避食多种食物，但无效。由于多次不明原因休克，当地医生和单位让其速来北京求治，还说"否则性命难保"。

再仔细询问病史得知，前 4 次虽然所用药物不一，但有一个共同点是，所用滴注瓶和注射器均为非一次性使用的玻璃器皿。

我们以安全的快速斑贴试验（IPT）作青霉素皮试的第 1 步，大约过了 5

分钟，局部起了风团和红晕，并有轻微咳嗽。立刻用冷自来水自上而下冲洗局部，反应很快终止，确诊为严重青霉素过敏。

休克的原因终于找到了，是青霉素污染了玻璃器皿和牛奶，潜藏于医疗器皿中、牛奶中的微量青霉素是这位十分敏感的患者发生多次休克的原因。

交代注意事项：

第一，以后注射或静脉滴注时，必须用一次性注射器及注瓶；

第二，慎喝牛奶，特别要慎喝个体户的牛奶，因为他们养的牛少，可供稀释的不含青霉素的牛奶也少，致使整个牛奶中青霉素含量相对较高，易诱发严重过敏；

第三，一旦发生过敏休克，先喝淡盐水，选择正确体位，即头低足高位，口服一片抗组胺药，并立即去附近诊所或医院急救。

患者回家后一直遵照嘱咐，两年来多次联系，一直未再发病。

再回看例43，也找到了真正的病因，原来她是对非一次性滴注瓶中残存的青霉素过敏。类似情况常被医生和患者误认为又对其他药物过敏了。但有一个重要的线索是，他们都有一个对青霉素高度敏感的病史。

还有一个问题，盛装过青霉素的玻璃器皿是经过多次冲洗、消毒后才再次用于注射或静脉点滴的，为什么还会引起休克？

国内外的文献数据一致认为，青霉素经清洗、加热即使高压消毒处理，也只能减少而不能完全破坏其中的成分。因此，这些曾盛过青霉素的医疗器皿，虽经清洗、消毒处理，仍然残存微量的青霉素，对青霉素高度敏感的患者在用了这些非一次性玻璃滴注瓶或注射器时，极易出现严重过敏症状。好在当前一般医院均采用一次性医疗器皿。现在这样的原因诱发过敏性休克已很少见到。

（四）潜藏于他物中的青霉素诱发的哮喘

例45：她在拌鸡饲料时突发哮喘的原因

一位女性患者前来就诊。她说在拌鸡饲料时哮喘发作。她有对青霉素高度敏感的病史。以青霉素作IPT皮试，证实对青霉素高度敏感。后经调查了解到，在某些鸡饲料中配有青霉素，饲养者在搅拌时吸入，引起了严重症状，不过这种情况少见。

（五）探寻潜在过敏原的体会

20世纪80~90年代，青霉素主要潜藏于牛奶和医疗器皿中，当前这两种情况已基本不复存在，我仍然讲述这些，是因为我希望年轻医生知道，如何紧追不舍为不明原因的过敏患者找出过敏的原因。

在探寻潜在青霉素过敏的过程中，我们进行了如下几项工作。

1. 当有严重青霉素过敏史者又发生了不明原因的严重过敏症状，应想到潜在青霉素诱发的可能，千方百计寻找其潜在来源。

2. 26例过敏性休克患者发病的潜在病因，经我们穷追不舍，潜在病因得以查清。

3. 对怀疑严重青霉素过敏患者，有了简便而安全的诊断方法。

4. 快速斑贴试验（IPT）法可用于其他诱发严重过敏的可疑过敏原。

5. 在国内外发表有关论著4篇；其中一篇介绍了发生青霉素严重过敏的危险因素，文章刊登于1992年《中华医学杂志》第72卷第12期。

6. 对心因性青霉素过敏患者，开展了单盲的安全皮试法。引申出来的心因性过敏，成了一个新的课题。

✿ 三、药物过敏伴心理障碍、心因性过敏

（一）药物过敏伴心理障碍

例46：为思想负担重的青霉素过敏患者解愁

1992年的一天，来了一位患者，她是因对青霉素过敏来就诊的。经我检查证实她确实对青霉素高度敏感，但她和其爱人的思想负担超过了疾病本身的严重性，患者本人几乎对生活丧失了信心。我安慰她、鼓励她，明白无误地告诉她，这不是不治之症，对青霉素的敏感性还可能在某个时候消失。我还告诉她避免潜藏于牛奶和医疗器皿中青霉素的方法。他们回去后不久，给我寄来了一封信，是她爱人写来的。

信中说："请您相信我们的感谢是真诚的，发自内心的，因为您给一个素昧平生、远隔千里、对自己的病几乎丧失信心的患者，重新树立了战胜疾病的信心，鼓起了积极生活的勇气。"

（二）心因性过敏的诊断

下面介绍的是我最早遇到的、记录较详细的一位患者。

例 47：她因"过敏"，生活已不能自理

1986 年 4 月 1 日，我正在出诊，一位中年男士进来了。

他说："我爱人药物过敏，她在过道闻到一股气味，心跳已增至一百多下，现正在吸氧，我想先把诊室的窗户打开免得她进来后引起过敏。"

他走到窗前犹豫了一下，终究未开窗户就出去了。又过了一会儿，轮到她了。一个瘦小的中年妇女，戴了个大口罩，由刚进来的那位男士和一位小伙子搀扶着进来了。后来知道其中一位是单位派的人，另一位是她的丈夫。

坐定后，她丈夫欲开窗，她摆摆手说：

"不必了，里面的气味比候诊室的好一点。"

为了和我长谈，她让丈夫在诊室安装好吸氧器，吸了一会儿氧气，然后讲述病情，我耐心地听着、记着。

病是从 1970 年开始的，几乎对一切药物过敏。谷维素越服头越疼，胃得乐越服胃越疼，氯霉素越涂脓越多……服药后表现为头晕、恶心、心跳加快、两腿乏力、头迷糊。

谷维素是很少引起过敏的药物，而且患者从未出现过药物过敏最常见的皮肤症状，这引起了我的怀疑。但该如何解除她的思想障碍？我想好了办法。

我给她开了一小袋谷维素的处方，药取来后放在我的诊桌，再让她去验血，在她离开的时候，我把药换了，换成了绝不会引起过敏的片剂。因为我要首先解除她的心理恐惧。排除心理因素引起的症状，然后再确定有无药物过敏，以及是哪种药物过敏。

第 2 天，她告诉我，服了"谷维素"后出现了与以前相同的症状。

我笑着告诉她："那不是谷维素，是面糊团。"她惊讶不已。此后她配合着与我一起完成了多项检查。

整整两个多星期，我今天检查一种药，明天又检查另一种，先是大口罩取下来了，然后单位的人走了，最后她的丈夫也和我紧紧握手告别走了，只剩下她一人。

这时我们已经很熟，成了朋友。

我说："我们再来看看是不是真的对青霉素过敏。这些针管里有的是青霉素，有的是生理盐水，你看是哪一种使你出现症状。"

诊桌上放了几个装有液体的小针管。

她说："好，就这样吧！"

结果，在皮内注射绝不会引起过敏的生理盐水后，她出现了症状，而注射她认为过敏的青霉素反而未出现症状，这个结果使我们都哈哈大笑起来。

我告诉患者，以前出现的如头晕、恶心、心跳加快、两腿乏力、头迷糊等症状，其中一部分与口服的抗过敏药产生的不良反应有关。

就这样我打消了她对许多药物过敏的顾虑，最后高高兴兴地回去了。我曾去信询问情况（有些我放心不下的患者，就写信询问情况），后来她给我来了一封信。

"文教授：感谢你对我病情的关心。你那种高尚的医德，精确的技术，和蔼可亲的态度时刻回荡在我的脑海中。首先告诉你个好消息，我的病基本好了。从北京回来后第3天，曾犯一次病，当时心慌，周身出冷汗，大夫说我双手冰凉，约30多分钟恢复了正常。我经常牢记你的嘱咐，要神经（作者注：原信如此，意指精神）放松，不在乎，不要心想什么味不味的，到现在为止，除有时睡眠不好外，一直未犯大病。身体虽瘦，但精力比较旺盛，不仅能承担比较紧张的工作，还能登山爬岭。于7月末登上了长白山天池。在途中不但没用别人照顾，我还帮助两位没有爬山经验的女同志一起达到目的地。事实证明你的诊断是非常正确的。回想你给我确诊当时，我曾向你表示过怀疑，当时对你说：'对我病的确诊大部分是正确的，但还有一小部分需要保留，待我回去在实践中观察。'现在完全证明你是在那样复杂情况下（我当时的神经特别不稳定，给你诊断带来极大的干扰）作出了明确的诊断，是十分不容易的。我从内心敬佩你，想患者之所想，急患者之所急，为及时、准确地给我确诊，你费尽了心思，想尽了办法，甚至每天牺牲业余和推迟午饭时间和我不厌其烦的谈心，了解病情变化，帮助我找病源，你对我的关心和爱护，使我永远难忘。"

例48：用单盲安慰剂对照法诊治心因性过敏

患者张某告诉我："我对青霉素过敏，接触青霉素后，眼前的一切人和物都贴在前面的墙壁上，像一幅画，没有立体感。"

又一位患者告诉我："我对青霉素过敏，接触青霉素后，心直往下沉，灯泡越来越远，越来越小。"

这两位患者都声称出现了几次休克。

后来确定她们中一位是真的过敏，另一位是心因性过敏。

我常在讲课时介绍情况后问学员："你们猜猜，这两位患者中，谁是真的对青霉素高度敏感？谁是心因性过敏？"

他们面面相觑，都说猜不出来。

确实只凭她们自述的症状很难确定真假。

首先，从询问中我了解她们的症状和过去医生的检查。因为真的药物过敏，绝大多数会出现看得见、摸得着的症状，如皮肤出现风团和其他皮疹、哮鸣、血压下降等。而心因性药物过敏大多自觉症状多而重，可是在多次就诊后，却什么都没有查出来。

在询问病史后，张某经用安全皮试法证实她对青霉素高度过敏，告诉她注意事项后返回。

对另一位有所怀疑，我为她做了特殊的单盲安慰剂对照试验。

我以同样的安全方法对她进行了皮肤试验，但我以生理盐水代替青霉素皮试液，因为生理盐水绝不会出现反应。对于我的偷梁换柱，她浑然不知，这种医学上称的单盲法适合她，她还以为是用青霉素皮试液在做皮试呢！结果在皮试的过程中出现了与以往一样的症状。

这时我告诉她实情："我用的是生理盐水，不是青霉素。"

这位患者边想边说："怎么回事？怎么回事？"

我又说："让我们再来一次。"

这时她以为还是生理盐水，而我已换成了真正的青霉素皮试液。但她还在想，口中还在念叨时，我已将皮试做完，结果什么症状也未出现，这时我又告诉了她实情。

很重要的一点是，在真假难辨的时候，需要用安全的皮试法。此外，为了解除长期困扰她的思想顾虑，还应用单盲安慰剂作为对照。

西方有句名言："上帝给了一种人说谎的权利，那就是医生。"

这方法既是诊断，也是治疗。让我们用最真挚的关爱，去帮助他们解除心头的那一团障碍。

例 49：他说"大夫请救救我"

一位 52 岁的男士，于 2004 年 5 月 3 日来我科就诊。

病史：1 年前对青霉素、磺胺类药、头孢羟氨苄、谷维素等多种药过敏，后来发展为对多种食物也过敏，表现为颈粗肿、胸闷、胸痛、说话多时出不上气，1 个月前对牙膏过敏，口腔黏膜起溃疡，并有水泡，改用盐刷牙，仍过敏如前，后不敢再刷牙，但唾液仍多，且呈血腥味。曾在本地做过头、颈、胸的 CT 扫描以及钡餐检查，均未见异常。他和家人十分紧张，求医生救救他。

我看他还随身带了一个已盛了半瓶唾液的小瓶子。

体检：一般情况好，全身未见皮疹，口腔黏膜光滑，未见溃疡，心肺亦未闻异常。

食物和吸入过敏原的皮试全呈阴性。

在诊室里我让他服谷维素观察，结果只出现轻微的胸痛。

临别时我告诉他：

第一，盐（钠盐）是人体必需的成分，不会引起过敏。

第二，口腔黏膜光滑，未见溃疡，不停地吐唾沫，唾液里有帮助消化的淀粉酶，不应吐出，应咽下去才对。

第三，要刷牙，长期不刷牙、漱口，口腔里自然有异味。

我又说："你太紧张了。"

3 日后复诊，患者称我给他"点破了"，近日进食未出现大的反应，血化验也未发现过敏原，他们满心欢喜回了家，再未与我联系。

（三）心因性过敏患者应得到尊重和关心

进入 20 世纪 90 年代后，由于多种原因，心理障碍的患者逐渐增多，来我科就诊者既有成人也有儿童，他们来自社会各个阶层，年轻的学子有的已休学两年，已工作的也因病无法上班。他们成天为病所困扰，大多数患者自认为对药物或食物过敏，其中部分患者自认为病很重，痛苦不堪，甚至生活已不能自理。

首先，这些患者应做一些必要的检查，以排除躯体疾病，以免贻误治疗时机，不过这些检查大多在就诊变态反应科之前就已完成；其次，要排除过敏性疾病，特别要排除对青霉素的高度敏感。对这些患者的皮肤试验必须以确保安全的皮试法进行，因为过敏性疾病和心理障碍可能并存。在大多数情况下，"过敏物"的皮试应用单盲法进行，这样更利于解除他们的心理障碍。

单纯心理障碍的患者出现的症状大多看不见、摸不着，或出现严重的自主神经紊乱的症状如心跳快，四肢凉或发热、发麻、头晕等，很少有皮疹、风团、血压下降、哮鸣等过敏症状。这些阳性和阴性的症状和体征，在作病情分析时是一个重要的参考。

他们不是文献中提到的"困难患者"，而是十分需要医生、护士及其家人特殊关怀的弱势群体。

例50：陪伴者的鄙视，让我至今仍牵挂着他

2000年12月21日，来了一位患者，这是一位高中毕业生，现年24岁，几年来，在吃了许多食物后头疼、手颤抖、全身无力，头也抬不起来。在门诊，我先让他吃大米饭，未出现症状，陪伴的表姐还想让他再吃一个包子，可能想让我看他出现的症状，他不愿再吃。我想让他次日再来，同来者又不同意，一副不屑一顾、看不起他的样子。我心里很难受，他才24岁，这病是可以治好的，花了许多钱是因为没有对症啊！我无可奈何地送走了他们，我留下电话号码并告诉他们可随时与我联系，但一直没有消息，这事在我心中留下了一片牵挂。

我常遇见患者哭丧着脸说："我的病还能治吗？""大夫，请救救我！""我都不想活了"。

我们有责任为他们解除痛苦，耐心聆听他们的倾诉，找出问题的症结所在。一旦确定为心因性过敏，要告诉患者及其家人，使他们明白自己患的不是过敏病，而且是可以治愈的。医生亲切而耐心地做好解释工作，一定能使患者从心理障碍的阴影中走出来。

有许多患者满脸愁容而来，满心欢喜而去。对这些患者要花去较平常更多的时间才能解开他们心头的疙瘩，看着他们走时眉开眼笑，我也有说不出的高兴。

总之，对待这类患者，不管是医生，还是患者的家人，要有"两心"，即关心和耐心，永不言放弃。我曾因患者多次反复问同一个问题而有些灰心，不管我又抑制不住对他的牵挂，重新拿起了电话筒……

不过，心理障碍较重的患者如焦虑症等，仍应去心理门诊由专科医生调理。

四、皮肤试验的改进

在本篇的第二部分讨论了对青霉素高度敏感者的安全皮肤试验法。本节讨论的是 IgE 介导的常见过敏性疾病探寻过敏原的皮肤试验。

速发（即 IgE 介导）的过敏性疾病病因（即过敏原）探寻十分重要。因为病因的避免可使疾病很快好转甚至痊愈。过敏原的探寻有两种方法，一是血清检测特异性 IgE（s-IgE），另一方法是皮肤试验。二者比较各有优缺点，由于皮肤试验具有价格低廉、出结果快、操作简便等优点，是国内外变态反应科寻找过敏原的必备手段。

（一）小儿最早皮试年龄

在临床接诊过敏患儿之前，我们遇到的第一个问题是，多大年龄可以开始做皮肤试验？

我们知道，母体的 IgE 一般不能通过胎盘进入胎儿体内。文献称，新生儿自身已能合成 IgE 抗体，但由于接触环境中抗原少，生成的与该抗原相对应的特异性 IgE 量也很少，平均到了出生后 21 天，随着暴露于环境中抗原的机会增多，特异性 IgE 抗体的生成量才随之增加，IgE 是亲细胞抗体，很快结合到肥大细胞上，这时细胞致敏，皮肤试验才可能出现阳性反应。

据此，我们得出这样的结论，就诊可不限年龄，出生 1 个月后就可做皮试了。这样小儿的接诊年龄和皮试年龄可提前到早婴时期。但在婴儿时期，皮肤试验的方法应有别于年长儿。

我们从门诊病例登记中总结出第一篇论著文章《小儿变态反应性哮喘病因分析》，发表于 1984 年的《中华儿科杂志》，其中就包括 1 岁以下的婴儿。

根据当时的条件，过敏原的诊断是根据皮内试验作出的。这是国内首篇关于小儿过敏疾病过敏原探寻的论著文章。

（二）三种皮肤试验的安全性和敏感性比较

当前，国内外常用于临床的皮肤试验有两种，皮内试验（IT）和皮肤点刺试验（SPT）。对十分敏感的患者，我们又增加了快速斑贴试验（IPT），（见书后彩色插页，图24），并就这三种皮试的安全性和敏感性进行了比较。

就安全性而言，IPT未进入皮肤，SPT深度只及表皮，IT穿刺深及真皮。因此，安全性的高低依次为IPT、SPT、IT。IPT之所以相对安全，是因为抗原物质未经穿刺进入皮肤，即使局部出现反应，只要尽快用冷水自上而下冲洗掉，反应即可中止。但就三种方法的敏感性而言，则正好相反，依次为IT、SPT、IPT。此外，敏感的IT法可能出现假阳性反应，SPT和IPT则罕见。不太敏感的SPT和IPT可能出现假阴性反应，而IT则罕见。

兼顾三种皮试法的安全性和敏感性以及患者自身的敏感程度，不太敏感者可直接选用IT法，高度敏感的患者应首先选用不太敏感而安全的IPT或SPT，阴性时再用IT。

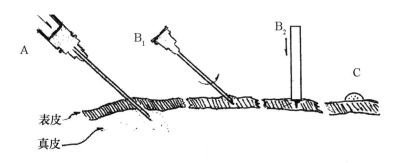

图26　三种皮肤试验深度图示

A. 皮内试验（IT）抗原穿刺进入真皮；B. 皮肤点刺试验（SPT）抗原穿刺仅
进入表皮（B₁斜入进针；B₂垂直进针）；C. 快速贴斑试验（IPT）抗原未进入皮肤

（三）皮内试验的应用

我们正是利用了这三种方法各自在安全性和敏感性方面具有的特点，来决定如何选用。例如，怀疑对疫苗速发过敏者，应以皮肤试验来预测受试者是否对该疫苗过敏。除个别高度敏感者外，我们选择了 IT 法，因为此法比较敏感，少数受试者可能因出现假阳性反应而未接种该疫苗。为了安全起见，我们宁愿它出现假阳性反应，而绝不能让它出现假阴性反应，因为一旦出现假阴性反应而接受了疫苗注射，后果将难以预料。

怀疑对某疫苗过敏者，以同种疫苗完成皮内试验后，绝大多数患者被排除了疫苗过敏，安全地接受了该疫苗的接种。由我和白纯政教授共同完成的这一工作，以论著《皮肤试验对预测疫苗过敏的初步探讨》发表于 1989 年《中华儿科杂志》。后我院保健科继续这一工作，使几百例小儿安全地接受了疫苗接种。

（四）皮肤点刺试验的应用

先介绍一个病例。

例 51：以新鲜蓖麻汁作皮肤点刺试验获得成功

1984 年 7 月 9 日，一位 12 岁男孩由其母亲陪同前来就诊。病史是对蓖麻过敏。这是在他母亲无意间以蓖麻搓背发现的，孩子在搓背后皮肤出现大片风团并突发哮喘。后来即使路过种蓖麻的田边地头，也会出现哮喘症状，不得不转学。

那时还不具备做血清检验的条件，也没有蓖麻提取液，再加上皮肤点刺试验（SPT）只深及表皮，比较安全，在严密观察下，我们以新鲜蓖麻汁做了此项皮肤试验，皮肤点刺处出现了风团和红晕，SPT 获得成功。从此我们开始了以新鲜蔬菜、水果的汁液做 SPT。

由于新鲜蔬菜、水果种类繁多，变态反应科实验室不可能都制备有提取液。以其汁液进行 SPT，为患者的植物类过敏原的探寻扩大了诊断范围。

当时开展此项工作，是基于①无该过敏原提取液；②SPT 仅穿刺进入表皮，比较安全。后来，查阅国外文献指出：IgE 介导的对几种蔬菜、水果敏感者以商品制剂做皮肤试验呈阴性反应，可能是由于其中过敏原成分不够稳定，新鲜蔬菜可用来代替食物的粗提液完成试验。新鲜汁液通常较商品提取液更敏感，重复性更好。

这样，我们更是有根有据地开展了这项工作。而后不久又将 SPT 法应用于新鲜牛奶和新鲜鸡蛋清及蛋黄的检查上。

例 52：兼对花粉和植物类食物过敏者皮试法的选择

首例兼对花粉和植物类食物过敏的患者，就诊于 1983 年 6 月 14 日，是一位 9 岁半的女孩，以哮喘就诊。皮内试验结果显示多项吸入过敏原（夏秋花粉）呈阳性或强阳性，并经 SPT 证实，她对多种蔬菜、水果也过敏。

其后陆续有同样病例就诊。

我们对有植物类食物过敏史的蒿草花粉症（皮内试验、部分兼体外血清检测证实）患者，以新鲜蔬菜、果类做 SPT，扩大了诊断范围，从而使患者得以确诊对二者皆过敏。从中我们观察到，花粉症与植物类食物过敏之间存在密切关系，它们之间存在交叉反应性。国外文献认为是它们之间存在共同抗原成分的缘故。

除了应用常规的 IT 法外，某些无提取液的植物类抗原，可以其液汁做 SPT，扩大对过敏原的诊断范围。在我们观察的 50 例患者中，50% 对蒿草花粉过敏的患者，后来又对蔬菜、果类食物过敏，29% 对蔬菜、果类过敏的患者，以后出现了花粉症。因此，花粉症患者应警惕植物类食物过敏，而植物类食物过敏的患者，则应警惕花粉症的出现。

相关研究文章"兼具蒿属花粉症和植物类食物过敏患者 50 例临床分析"等，先后发表于 2002 年《中华医学杂志》第 82 卷，及 2001 年《中华微生物和免疫学杂志》21 卷增刊上。

（五）食物快速斑贴试验的开始

我科早期应用于临床的贴冰试验，就是一种快速斑贴试验（IPT）。自 1984 年起，将本法应用于对蔬菜、水果类食物高度敏感的患者（见例 53）。

例 53：食物快速斑贴试验证实他对萝卜过敏

1984 年 4 月 24 日，接诊一位特别爱吃萝卜、却又对之过敏的 4 岁男孩。由于当时没有制备的萝卜抗原提取液，唇周是敏感区，我切一片新鲜萝卜贴于患儿上唇的上部观察，15 分钟后，局部出现了红晕，发痒，去萝卜片，次日复诊，局部发展成了疱疹（见书后彩色插页，图 27）。这在当时是不得已而为之的事，却成了以食物进行快速斑贴试验（IPT）的第 1 例。

正式将 IPT 用于食物过敏的幼婴、重症和特别敏感的患者，始于 2010 年，是在青霉素 IPT 的启发下开始的，初试获得了成功。幼婴的表皮薄，SPT 有易出血的缺点，而 IPT 则易吸收。且 IPT 一旦出现反应，及时以冷水自上而下冲洗，反应可很快中止，较 SPT 更安全。

IPT 只用于探寻病因，不说明机理，它既可为免疫性（如 IgE 介导的过敏反应），也可为非免疫性（如所贴物为促肥大细胞分泌剂等诱发的反应）。

如上所述，虽然 IPT 不太敏感、比较安全，但患者的敏感程度没有底线。因此，贴于皮肤的可疑过敏物量和范围应小，操作时仍应密切观察，特别是年龄幼小者。

例 54：小儿斑贴牛奶，局部反应的快速处理

一位 15 个月大的女孩，出生后 3 个月开始面部起痒疹，后渐延至四肢和全身，多处诊为婴儿湿疹，一直外用皮质激素治疗，虽有好转，但仍时有发作。由其父母带领于 2011 年 11 月 1 日前来就诊。家族中其祖父患哮喘、叔叔患花粉症。

体检：未见皮疹。血清 T-IgE >5000kU/L（正常 <60kU/L），说明患儿正处于高度敏感状态。血清检测多项食物特异性 IgE，其中数值异常的项目为：小麦 6 级（100kUA/L）、鸡蛋 5 级（65.0kUA/L）、牛奶 4 级（20.9kUA/L），其正常值均为 0 级（<0.35kUA/L）。

置两滴新鲜牛奶于孩子前臂掌侧皮肤上，并严密观察。约 25 秒，孩子大哭，并以另一只手抓斑贴处。检查见局部发红，起风团，立刻按上法冲洗局部斑贴牛奶处，2~3 分钟后，孩子不再哭闹，估计已不痒，渐安静入睡。

例 55：她贴冰后出现全身反应的处理

2013 年 9 月 26 日，一位女士多次休克，原因不明，由其夫陪同前来就诊。

这是一位 25 岁的女青年，每在运动后遇风全身起荨麻疹，有时从室内到室外，也会发生休克。半个月前，那时天气尚热，又休克一次，血压已降为 0，呈昏迷状态。但患者称自幼洗冷水脸无反应。我怀疑她对温度的下降高度敏感，但为什么对冷水无反应？

对这位十分敏感的患者，我非常小心。首先，从平常斑贴的冰块上抠下一

点冰渣，置于她前臂掌侧直径约 0.8cm 的皮肤上（贴冰试验也是 IPT 的一种），让她坐在我的身后以便严密观察。约 1 分钟后，患者称斑贴处发痒，双耳后痒，并见其后颈和前胸上部开始发红，立即皮下注入 1：1000 肾上腺素 0.3ml，2 分钟后明显好转，5 分钟后症状和体征全部消退。取血检测和进行必要的处理后返家。最后诊断：寒冷引起的严重过敏反应。

我告诉身旁的进修医生："IPT 虽较安全，但若患者十分敏感，仍可出现严重的不良反应，应严密观察。除冷过敏外，如患者仅在局部出现反应，用冷水自上而下冲洗即可（如例 54）。若出现全身反应，除局部冲洗外，应立即全身用药，首选 1：1000 肾上腺素皮下注射。"

我又接着说："上面说的是一般处理原则，对冷过敏者来说，不能用冷水冲洗（如例 55）。"

工作多年的进修医生说："我还从没有见过如此敏感的病例，以后做皮试得加倍小心才是。"

此外，两例的 IPT 结果说明，即使是很安全的 IPT 方法，高度敏感的患者也可出现既快速又严重的症状。因此，在候诊室内的醒目处，贴上一张通告："在皮试或进行脱敏注射后发生了反应，应立刻找医护人员，以便及时处理"是非常必要的。

过敏反应的严重程度与两大因素有关，其一，患者极为敏感，少许过敏原就会诱发严重症状；其二，虽然患者不太敏感，但接触或暴露于过多的强过敏原也会诱发严重症状。以上两例 IPT 后出现症状如此快速，与患者正处于极为敏感的状态有关。

以下记录了对例 55 的随访、观察和处理，已是属于"去敏治疗"的范畴了。

看来患者对冷特别敏感，温度不太低也可诱发十分严重的症状。对她的治疗从两个方面着手：

患者的主要问题是自身对冷太敏感，因此应降低她自身的敏感性，为此，我给她开了抗过敏药——西替利嗪，让她较长期晨服 5mg，以后再酌情减量。其次，入冬室内温度不能太高，否则室内外温差较大，也容易诱发过敏。

由于患者多次发生休克，过敏休克为低血容量性质，我告诉她出现休克时如何及时做一些简单的处理，如尽快进入暖和的室内，多喝温开水，采取头低足高位等。有条件可立即服一片抗过敏药，或皮下注入 1：1000 肾上腺素等。

患者临走时又问了我一个问题。

"去年大热天，我去看冰雕，怎么没有犯病？"

"你一定不是直接从酷暑走进冰室的，是吗？"

"是，在进出冰室前后，都要求我们在另一个温度适宜的室内待半小时。"

"这样缩小了温差，你有一个适应的过程，所以你未犯病，这方法特别适合你。"

1个月后来复诊，称经上述处理后未再发生休克。

2014年1月25日来电话："在早饭前服西替利嗪不会出现症状，但在早饭后服药则皮肤上会起少许荨麻疹，请问，我应该在早饭前服药，还是在早饭后服药？"

我问："出现过休克吗？"

答："没有。"

"那就早饭后服吧！起少许荨麻疹说明还有一点'冷'在起作用，慢慢不起了，我们再减西替利嗪的剂量，使机体接触更低一点的温度，像这样不断调整药量，慢慢增加对'冷'的暴露，让身体适应和耐受冷的能力逐渐增强，直到完全恢复正常。"

这也是去敏疗法的一种，如果只是用药压住它，连少许荨麻疹也不让起，则停药后反而易犯。

患者又问："我结婚了，想尽早有一个孩子，行吗？"

我说："不行啊！用药吧，对胎儿不利；不用药吧，休克一旦发生，出现了缺氧，对你和胎儿都不利。别急，等一等，这病会好的。"

2014年4月20日打去电话，患者说："1月份自己将西替利嗪减为2.5mg，3月份外出，坐在车上全身起了荨麻疹，感觉要休克似的，几天前又起了少许。"

我问："现在服多少药？"

"2.5mg。"

"减量多了一些，对你来说，越敏感，减量的幅度应越小，别着急，慢慢来。原服5mg，最好只减1mg，服4mg即可。"

关于冷脱敏一事，建议用适合洗脸温度的热水泡足，随着水温慢慢降低，起到适应的作用。由于患者极为敏感，只能用这种方法。

患者夫妇都是医生，手头已有1∶1000肾上腺素和抗过敏药备用，并嘱继续随诊。

本文在皮肤试验一节中，增加了安全的 IPT 法，供幼婴和十分敏感的患者选用。

五、蚕丝诱发哮喘的观察

20 世纪 80 ~ 90 年代，丝绵衣、被导致过敏的人较多，特别是小儿患者。而患者及其家人很少知道过敏与之有关（调查结果显示患者自知率仅为 5%），有对丝绵过敏的患者是穿着丝绵衣、吸着氧气来就诊的，诊断后避免的效果特别好。因此，我们又将工作重点放在蚕丝过敏上。

（一）蚕丝和丝绵简介

蚕茧在缫丝的过程中，缫出的丝如多次断裂，不能用来织绸，收集起来称为丝绵，国外称之为废丝，用作衣、被的填料。由于没有进一步处理，丝绵所含抗原成分等同于原始的蚕丝，较丝绸含有更多、更强的过敏原成分，更易引起过敏。

蚕丝的外周是丝胶，中心是丝素，引起过敏的主要是丝胶，因此，经过多次洗涤、处理的蚕丝（包括丝绵）及其织成的绸，很少引起过敏。

（二）开展了蚕丝眼结膜激发试验

20 ~ 30 年前，由于对蚕丝过敏的病例较多，为了提高病因诊断的准确率，除了以蚕丝提取液作皮内试验外，又以一定浓度的蚕丝提取液开展了眼结膜激发试验（conjunctive provocation test，CPT）（见书后彩色插页，图 28）。CPT 操作简单，出现的症状明显，易于观察，且比较安全，与鼻激发试验相比，小儿更乐于接受，是病因诊断的一个重要辅助手段。CPT 又称为眼试验，始于 1873 年，当时是用花粉作 CPT 以诊断花粉症的。

人的眼结膜一般有 5000 ~ 7000/mm^3 个肥大细胞，因而眼虽不是哮喘和过敏性鼻炎的靶器官，仍易诱发出显而易见的症状。CPT 适用于查找花粉症、过敏性结膜炎、过敏性鼻炎和哮喘病的过敏原。

由于 CPT 只涉及一只眼，因此诱发的症状也只局限于该眼。但如不慎在揉眼时意外地将过敏原带进另一只眼，则症状为双侧，应加以注意。

我们对多例蚕丝过敏者作了 CPT，并与支气管激发试验（bronchial provocation test，BPT）以及鼻激发试验（nasal provocation test，NPT）进行了比较，结果阳性率与之相近。上述优点使 CPT 成为呼吸道过敏性疾病过敏原诊断的一个重要佐证。

（三）完成了多项实验

我和于彦医生从事临床诊断、观察和完成 CPT。部分病例检测了血清抗蚕丝的特异性 IgE 抗体，由段淑琴老师完成。Lockey 教授实验室的 Rosa 老师完成血清蚕丝蛋白带 SDS-PAGE 分析和通过免疫印迹技术电泳分析蚕丝过敏患者血清特异性 IgE（图 29）；血清室陈定一等老师完成蚕丝特异性 IgE 的抑制试验。上述多项实验结果均记载于国内外发表的相关文章中。

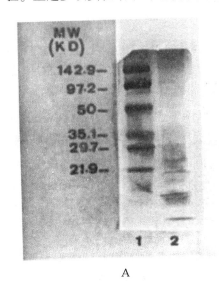
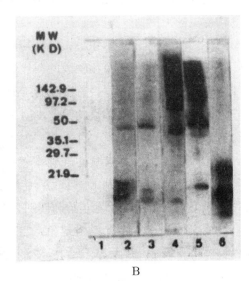

图 29 蚕丝过敏患者血清电泳分析

［摘自 J Allergy Clin Immunol，1996 January，Vol. 97（1）］

A. SDS-PAGE 测蚕丝蛋白带分布：1. 标准蛋白分子量，2. 蚕丝抗原；

B. 免疫印迹技术电泳分析蚕丝过敏患者血清特异性 IgE 结合带：

带 1. 对照血清；带 2 – 6. 蚕丝过敏患者血清

（四）蚕丝过敏患者应多方寻找蚕丝的源头

丝绵是强过敏原，接触后对其过敏者较多，确诊的患者在避免丝绵制品后，症状明显减轻，甚至消退。但也有一时找不到蚕丝源头的情况，要尽力多方调查。

例56：患儿中午哮喘发作的原因

一位3岁小儿近半年来常于中午哮喘，但原因不明，故前来就诊，经多方检查证实他对蚕丝过敏。但其家人一再否认家中有任何丝绵制品，小儿犯病如前。这是什么原因？经深入调查了解，原来孩子在托儿所午睡时，邻床小朋友盖的是丝绵被，源头找到了，避免后孩子很快就不喘了。

另有一位4个月发病的幼儿，丝绵的藏身处竟是尿垫。

（五）绘制出首次发病年龄和性别分布图

变态反应科就诊不限年龄，这是其他内科系统的科室不具有的优势，即包括了所有来就诊的、各个年龄段的蚕丝过敏的小儿和成人。253例蚕丝过敏患者的就诊年龄从2~66岁，首次发病年龄为4个月~66岁。

患者的诊断依据是阳性的蚕丝皮内试验和CPT［其中228例根据阳性的蚕丝皮内试验和阳性的蚕丝CPT诊断，25例根据≥（＋＋＋）的强阳性皮内试验结果做出诊断］，因此诊断的准确率较高，再加上就诊不限年龄，病例也较多，我想，何不就此绘制出一个发病年龄和性别的分布图？我们终于绘制出了253例蚕丝诱发哮喘的首发年龄和性别分布图（以各年龄段的构成比计）（图30）。该图显示了一些有趣的现象。253例患者中男女之比相近，为1.2∶1（136/117）；以15岁为界，≤15岁的儿童组则以男性为主，占儿童组的71.4%（105/147），成人组则正好相反，女性占了成人组的70.8%（75/106）。两个首发年龄高峰在5岁以下和20~30岁之间。

这个观察不只说明蚕丝过敏患者的一般发病规律，也折射出吸入过敏原诱发哮喘的一般规律。

年龄范围	总数	%	男		女	
			例数	%	例数	%
- 5	102	40.3	75	55.2	27	23.1
- 10	35	13.8	23	16.9	12	10.3
- 15	10	4.0	7	5.1	3	2.6
- 20	14	5.5	4	2.9	10	8.6
- 25	16	6.3	3	2.2	12	11.1
- 30	39	15.4	13	9.6	26	22.2
- 35	18	7.1	4	2.9	14	12.0
- 40	9	3.6	3	2.2	6	5.1
- 45	6	2.4	1	1.5	4	3.2
- 50	2	0.8	0	0.0	2	1.7
- 55	1	0.4	1	0.7	0	0.0
- 60	0	0.0	0	0.0	0	0.0
- 65	0	0.0	0	0.0	0	0.0
- 70	1	0.4	1	0.7	0	0.0
总数	253	100.0	136	99.9	117	100.0

A

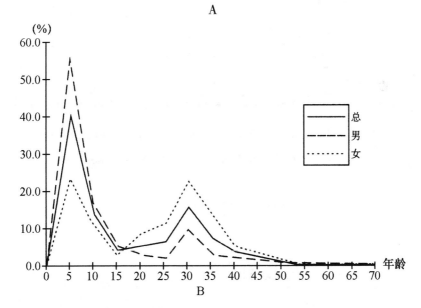

B

图 30　253 例蚕丝致哮喘患者首发年龄（以各年龄段构成比计）和性别分布

（摘自《中华微生物学和免疫学杂志》1996 年 1 月第 16 卷增刊）

（六）研究结果以论著发表于国内外过敏反应杂志

有关丝绵过敏共发表文章8篇，其中论著5篇，其中1篇发表于国际过敏反应权威杂志《Annal of Allergy》1990，Vol. 64，375-378上。（图31）。

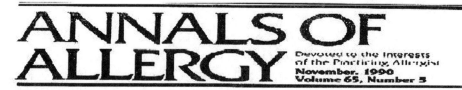

图31 发表文章杂志的封面

 六、过敏原免疫治疗的改进

关于过敏原免疫治疗（Allergen immunotherapy）的原理，治疗篇中已作过介绍，在此不再细说。源于经验的免疫治疗，在兼顾安全性和有效性的情况下，尚有改进的空间，我们开展了如下几项工作。

（一）小儿免疫（脱敏）治疗的改进

1. 20 世纪 80 年代的状况　当时称为脱敏治疗（hyposensitization）（见叶世泰主编《变态反应学》），即现在的免疫治疗，且治疗不限年龄。从我保留的记录上看，1 岁多的患儿也在接受与成人一样多的注射剂量和次数。具体方案是，在脱敏治疗的递增量阶段，每瓶注射 10 次（从 0.1ml 递增至 1.0ml），每周注射 2 次，5 周完成，为一个疗程，然后再依次递增浓度和注射量。凡接受脱敏注射者，我在登记本上标记为"H"。但 1 岁多的小儿要像成人一样接受多次皮下注射，从事儿科工作多年的我，想做一点改进。这个想法得到变态反应科创始人张庆松教授和叶世泰教授的支持，其后一直得到叶教授的支持和帮助。

2. 开始尝试改进　首先，我将每周注射次数减为 1 次，每周注射次数虽然减了，但疗程的时间却从 5 周增至 10 周，疗效的产生也会随之延长，故方法不可行。于是我对注射剂量作了调整，每瓶药物的注射总次数从 10 次减为 7 次，每周注射 1 次。第 1 个受试者是一位 21 个月大的男孩。为了进行严密观察，我为他换了大病历（图 32）。这个改动为后来婴儿法的建立奠定了基础。

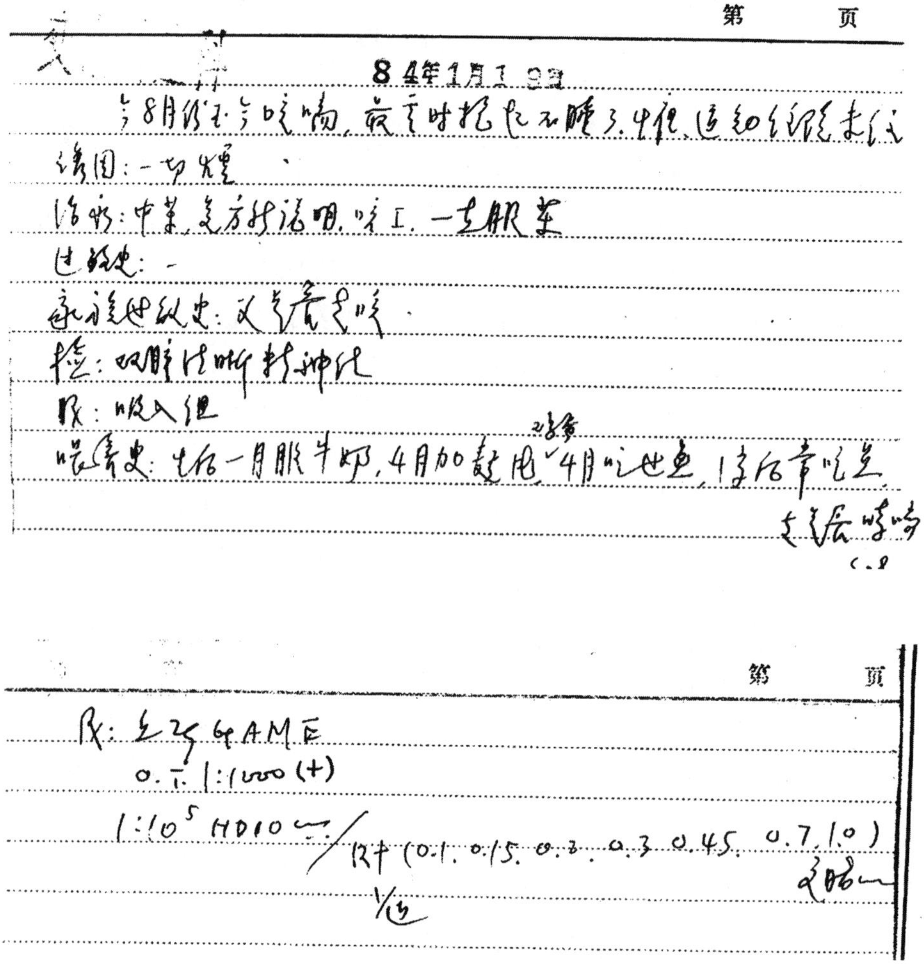

图32 初试减少小儿注射次数的患儿

3. 小儿注射法的建立　我又试将递增量阶段在上述改进的基础上作了调整，将每瓶注射次数减为6次，每周注射1次，一个疗程需6周，较原来的疗程只多了1周，每次注射递增量增幅在33%～67%。参考国外文献，这样的增幅是安全的，相当长时间称之为"婴儿法"（图33）。这样的治疗应用了一段时间，后因国际变态反应学会禁止5岁以下小儿进行此项治疗，为了扩大应用年龄范围，更名为"小儿脱敏治疗"，应用于5岁以上的患儿，根据年龄注射1或2次（图34），用于成人称为"改良法"。以每周注射2次计，每瓶治疗时间可从原来的5周缩短为3周，大大缩短了免疫治疗的时间，见效时间也随之提前。这个治疗适用于一般吸入过敏原和较低浓度的强吸入过敏原的免疫治疗的递增量阶段。

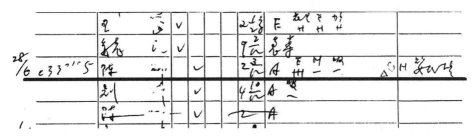

图 33   婴儿法的建立

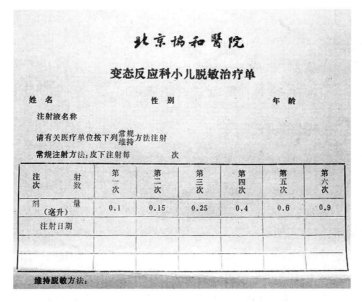

图 34   小儿脱敏注射单，图中为递增量阶段的递增剂量

（二）提高免疫治疗起始浓度的探索

1. 问题的提出   在我国，最强的吸入过敏原是北方多见的蒿草花粉，它引起的花粉症发病高峰在 7 ~ 9 月，因此，为了避开蒿草花粉飘散的高峰期，一般从 9 月底 ~ 10 月初开始进行免疫治疗。如皮内试验 ≥（ + + + ），按规定起始浓度至少应从 12 号（原液的 10^{-12}）开始，然后依次 10 倍递增浓度（11 号，10

号……直到 2 号），可是如此治疗，到了次年蒿草花粉开始飘散的 7 月，高度敏感的患者还没有注射至起作用的 2 号（10^{-2}）的浓度。该怎么调整？

2. 从皮试液的浓度和剂量开始探索 1997 年的一天，我去看望叶世泰教授，我们讨论了这样一个问题：以蒿草花粉提取液的原液为例，按规定，皮内试验为 3 号（即原液的 10^{-3}）0.01～0.02ml。这个剂量相当于 4 号（10^{-4}）0.1～0.2ml，相当于 5 号（10^{-5}）1～2ml，相当于 6 号（10^{-6}）10～20ml。即蒿草花粉 3 号 0.01～0.02 ml 相当于 6 号 10～20ml。如果皮内试验未出现全身反应，以 6 号的 0.1ml（相当于皮试剂量的 1/100）作为起始浓度和剂量，更不会发生全身反应，应该是安全的。如果强过敏原蒿草花粉照这样免疫治疗成功，那其他的过敏原如尘螨等就更可以将起始浓度提高了。

叶主任思考了一会儿，说："那就开始尝试吧！但要注意观察反应。"我们决定开始探索。

还有一个问题，皮试是皮内注射，而免疫治疗是皮下注射，二者的作用是否有所不同。我认为，虽然注射部位和深度有所不同，但都进入了体内，只是吸收的快慢不同而已。

3. 开始实践 有了理论上的认识，还应该用实践来证实。从 20 世纪 90 年代后期开始，我和护士们便在临床进行实践和观察。

首先是选择病例。①选择于夏秋季出现花粉症状；②皮内试验蒿草花粉 ≥（＋＋＋）的患者。16 年来，如无特殊情况，由我接诊的、符合该条件的患者，全部接受了这种免疫治疗。

我们以 6 号 0.1ml 的蒿草花粉提取液作为第 1 针，开始免疫治疗。这个起始浓度和剂量相当于蒿草花粉提取液皮内试验剂量的 1%。

虽然上面的推论不会发生全身反应，但为了确保安全，每例患者都在我门诊接受第 1 针注射，并观察 30 分钟。以护士长张伟为首的护士同仁们，她们精心注射，仔细观察，至今已 16 个年头，无一例出现全身反应。感谢叶主任一再叮嘱让我小心谨慎些，感谢护士们一个不落地为患者注射这至关重要的第 1 针。

4. 16 年的经验总结 这个改进将高度敏感患者的起始浓度提高了约百万倍，使一些高度敏感的患者治疗疗程缩短了 30 周。长达 16 年的实践证实，这方法是安全的。但由于免疫治疗注射的是患者敏感的过敏原，这些患者与接受原免疫治疗的其他患者一样，在之后的治疗过程中，随着浓度的增高，仍然可能在注射脱敏液后出现全身反应。此外，还可能为其他原因诱发的症状。因此，患者一旦出现全身反应，应详问病史，找出引起症状的真正原因。

例57：他是对桃干过敏而不是脱敏液引起的反应

患者，男，17岁。诊断为蒿草和葎草花粉症伴多种水果过敏（自称除橘子外，对所有水果过敏），于2008年12月18日开始免疫治疗。

2009年1月8日接电话，患者称，于2天前下午16时，注射6号0.4ml，19时刚吃晚饭两分钟出现了全身反应，包括眼鼻过敏和全身起荨麻疹。

我问："打针前后运动没有？"这个问题很重要，因为打针前后运动易引起全身反应。

答："没有。"

我又问："晚饭吃的什么？"因为他刚吃晚饭两分钟就出现了过敏反应。

答："鱼，但过去常吃不过敏。"

问："吃水果了吗？"因为他对多种水果过敏。

"没有。"

我为什么要刨根问底地追问下去？因为这个剂量只有皮试时所用剂量的4%，皮试未出现全身反应，只有它的4%怎么会出现反应！

我继续问下去："打针后你还吃过什么东西？"

答："桃干。"

"吃了多少？"

"很多。"

"有10个吗？"

"不止！"

终于找到了原因。桃干原来是水果，做成桃干后过敏性会大大降低，但禁不住他吃得多。据此，我基本否定了全身反应与免疫注射有关，并要求在严密观察下继续按递增量注射，后未再出现反应。

当地医生曾认为系注射脱敏液所致，正准备将下次减为6号0.2ml注射。

从该例可知，过敏原免疫治疗后出现了全身反应，在查找原因上，详细询问病史是很重要的。

（三）不再注射递增量阶段最高浓度的高剂量

我们于1993年12月至2013年9月，对皮下免疫注射致全身反应的危险因素，进行了观察，结果发现，在9项危险因素中，以递增量阶段最高浓度的大剂量（即2号的0.6~1.0ml）发生全身反应最多。以例次计，其发生率占全部危险因素的27.2%（28/103）。因此，建议不再注射该剂量，直接从递增量阶段的2号0.5ml转为维持治疗阶段，这样减少了发生全身反应的概率。这种方法安全，也不影响治疗的效果。（见《中华医学杂志》2014，94：3001－3004）

此外，我在2002年编著的《呼吸系统变态反应疾病诊断治疗学》一书中提到：维持剂量的选择原则是，"患者的最大耐受量，就是患者的维持量。"（图35）。

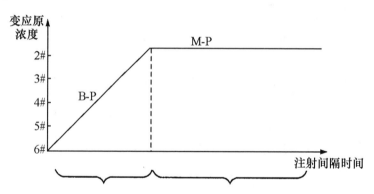

图35 免疫治疗法中递增量阶段和维持治疗阶段关系图示

每周1~2次，酌情延长至1~4周1次*，持续3~5年

6#，5#……至2#，分别代表原液10^{-6}，10^{-5}……10^{-2}的浓度

B-P：递增量阶段；M-P：维持治疗阶段。

*维持治疗阶段每周注射次数与过敏原提取液的种类有关

✿ 七、排除试验和体内激发试验

（一）概述

过敏性疾病的病因探寻十分重要，因为病因的避免可使疾病很快好转，甚至豁然痊愈，这是变态反应科的魅力所在，也是有别于其他科疾病治疗的地方。

病因（主要指过敏原）的探寻，除皮肤试验外，可以排除试验和（或）体内激发试验进行，排除试验既是诊断手段，也是一种治疗方法，而且安全，但需观察一段时间才能确定，例 42 就是一个证明。其他长期误认为过敏病的疾病，如刺激性皮炎（见例 18）、刺激性咳嗽（见例 20）最后都是通过排除试验做出诊断的。

体内激发试验就不一样了，临床只要求出现轻微的症状以帮助诊断即可，它确定病因较快，但易出现较重的全身反应，需要严密观察。变态反应科的皮肤试验和过敏原免疫治疗，均具有激发性质，由于我科多年实践累积的经验，出现全身反应的概率较低，但仍应严密观察。而其他在临床少用的体内激发试验，缺乏经验的年轻医生应在有经验的医生指导和严密观察下进行，并作好急救的充分准备。

排除试验和体内激发试验只探寻病因，不说明致病机制，致病机制应结合病史、血清检验等多方面检查才能确定。

我们开展了如下几种体内激发试验。

（二）口服激发试验

例 58：她对富含维生素 C 的食物有反应

1984 年 7 月，我接诊一名 3 岁半的女孩，其父称，患儿于出生后 6 个月喝西红柿汤，右侧面颊部起一片红晕，此后在进食多种富含维生素 C 的食物，如西红柿、萝卜、柿子椒、苹果、樱桃、杏仁以及发酵太过的面食等后，右侧面部固定部位会立即出现同样大小的红晕，5 分钟至半小时消退，不留痕迹。孩子无不适感。

在门诊，我们先以维生素 C 液做皮肤点刺试验（SPT），结果为阴性，继而让孩子口服 1 片维生素 C（0.1g），1 分钟后，右侧面部出现红晕，5 分钟后红晕明显（见书后彩色插页，图 36），7 分钟后红晕消退，未留下痕迹，激发成功，证实其父所述，是维生素 C 引起的反应。

在口服激发时，之所以敢于给患儿口服一片维生素 C，是因为病史中多次服用引起反应的食物，从未出现过严重反应。此外，从其诱发的症状，以及红晕发生和消退时间看，至今无法以现有的任何免疫致病机制来解释。

例 59：误服阿司匹林诱发严重症状

这是一位 11 岁女孩，于 1983 年 5 月 17 日来我科就诊。

病史：8 年来哮喘反复发作，3 年来长期口服泼尼松控制哮喘，后发现肺结核停服。2 年前服安乃近一片，约 1 小时，喘加重，全身起风团、面肿，后治愈。曾服去痛片（含非甾体抗炎药）全身起风团、发痒，但不喘。家中无过敏患者。

体检：精神好，双肺未闻喘鸣。皮内试验吸入过敏原均为阴性。未用药，继续观察。

1 周后因感冒自服抗感 5 号（含阿司匹林）4 片，1 小时后发病，急来我科就诊。当时患儿烦躁不安，喘重，不能平卧，全身起大片红色风团，双肺闻喘鸣，住院急救后痊愈。

患儿此次发病，虽然不是我们激发所致，但有一些教训可供体内激发试验参考：①从病史来看，病因基本确定，且诱发的症状较重，不宜做激发试验；②激发不应该用复方制剂，起始量应参考病史而大幅度减少；③警惕 ASA/NSAIDs 各类药之间存在的交叉过敏性。

关于阿司匹林诱发"过敏"在此作一简要的文献复习。

阿司匹林又名乙酰水杨酸（acetylsalicylic acid，ASA），和非甾体抗炎药（nonsteroidal antiinflammatory drugs，NSAIDs）合称为 ASA/NSAIDs，即一般称的消炎镇痛药或镇痛退热药。它们是世界范围最常用的药物之一，也是最常诱发"过敏"的药物之一，其确切的诱发机制尚待进一步证实。

阿司匹林诱发"过敏"的特点：本病之所以重要，原因之一是其常暗藏于一般"原因不明"的哮喘病中。ASA 诱发的哮喘，约占整个成人哮喘病的 10% ~ 14%，在儿童哮喘病中 ASA 诱发的哮喘约占 2% ~ 6%。因此，在原因不明的哮喘病中应想到此类药物诱发的可能，进行更详细地询问病史和进行必要检查。在成人 ASA 诱发的哮喘多合并过敏性鼻炎、慢性鼻窦炎、鼻息肉和全身性荨麻疹等，故又称为 ASA 三联征或综合征。而对于大多数儿童，ASA 仅诱发哮喘。

口服阿司匹林激发应严格掌握，由于阿司匹林致哮喘不能依靠皮肤试验和血清检测诊断。诊断主要基于病史，如已知这类药物诱发哮喘的次数 ≥3，即可确诊，不必再口服激发。病史可疑者，可选用口服激发试验（Oral provocation test，OPT）。OPT 不宜应用于重症患者，且应于发作间歇期进行。以 ASA

激发的起始量，是根据患者的年龄、既往出现症状的剂量和严重程度而定，每剂观察 3～4 小时，无症状始依次递增，但最大量不得超过该年龄患儿的常规用量。

虽然作者曾对部分可疑 ASA 过敏的患儿，做过口服激发试验，结果先后发表于 1985 年《中华儿科杂志》第 23 卷和 1989 年《临床医学杂志》第 5 卷。但由于有一定风险，在这方面缺乏经验的年轻医生，必要时应在有经验的医生指导下进行。

（三）皮下注射激发试验

例 60：患儿在皮下注射溶菌苗后出现哮喘

这是一位 3 岁男孩，以咳喘 1 年多，近 2 日哮喘加重来我科就诊。平时症状多发生于感冒后，近半年来，每月轻喘 1 次。家中祖母和父亲患过敏性皮炎。

体检：一般情况好，双肺未闻喘鸣。常规吸入过敏原皮内试验，仅屋尘呈（＋）的阳性，余均为阴性。

考虑感染性哮喘可能性大，给予气管炎溶菌菌苗（以下简称溶菌苗）治疗，于就近医疗单位注射。两周内皮下注射 4 次，依次为 0.4ml、0.8ml、0.3ml、0.3ml。其父母反映，每于注射后半小时左右发生哮喘，病情不严重，服 1/3 复方氯喘片（含氯喘片、去氯羟嗪、溴己新）后 0.5～1 小时缓解，哮鸣音消失。

诊断疑为溶菌苗所致。以溶菌苗做皮肤点刺试验（SPT），并分别以 0.1% 盐酸组胺和生理盐水做阳性和阴性对照，结果溶菌苗呈阳性反应。其父母做同样的皮肤试验均呈阴性反应。

这是我第 1 次遇到的问题，单纯依靠阳性的 SPT 尚不能确定病因，应继续探寻下去。

第 1 步，在门诊，我以他曾用过的、未引起严重症状的溶菌苗剂量（0.3ml）皮下注射激发，结果肺部出现了哮鸣音，用简易峰流速仪对 PEF 进行检查，数值从激发前的 130L/min 降为 0，但患儿精神好。于口服 1/3 复方氯喘片，约半小时后，双肺哮鸣消失，PEF 亦恢复至 140L/min，皮下注射激发成功。

第2步，溶菌苗中含有3种非致病菌抗原，是哪一种引起的反应？我想继续探寻下去。我们得到北京生物制品研究所于淑萍研究员的大力支持和帮助，她提供了溶菌苗中包含的3种细菌抗原成分（奈瑟球菌、白色葡萄球菌、甲型链球菌），我们分别以之做皮内试验（其含氮量均为0.027mg/ml），结果奈瑟球菌抗原呈阳性（风团直径为10mm）（见书后彩色插页，图37），24小时后风团消退，其余细菌抗原为阴性。

第3步，经患儿溶菌苗的SPT和奈瑟球菌皮内试验均呈阳性，为了排除假阳性反应，我们对20名健康者做了同样疫苗皮肤试验，结果均为阴性。患儿血清T-IgE 1400U/ml（当时正常值为454±243U/ml）。最后诊断：气管炎溶菌苗（以非致病菌奈瑟球菌抗原引起的可能性大）致过敏性哮喘。

嘱患儿家人以后再勿以非致病菌菌苗治疗疾病，有呼吸道感染征兆应及时取痰做细菌检查。此外，一般感染性哮喘会随着患儿年龄的增长而好转甚至痊愈，预后好。

例61：甲型链球菌引起的哮喘

一位10岁半的男孩以咳喘9年，来北京协和医院变态反应科就诊。

病史：患儿常于感冒半天后哮喘。祖父有哮喘史。

体检：一般情况好，双肺闻哮鸣音。以常规吸入过敏原和3种非致病菌抗原成分（奈瑟球菌、白色葡萄球菌、甲型链球菌）做皮内试验，结果仅甲型链球菌为（++）的阳性，其余两种细菌和常规吸入过敏原均为阴性（见书后彩色插页，图37）。

次日双肺哮鸣音消失，PEF为325L/min（属正常范围），皮下注射甲型链球菌0.3ml作激发试验，30分钟后双肺出现哮鸣音，PEF下降至270L/min，下降了16.9%。最后诊断：甲型链球菌致过敏性哮喘。

本例由于激发用量较小，诱发的症状和PEF的下降均较轻微，很快恢复正常。

上面介绍的两例是我第一次诊断IgE介导的非致病菌引起的过敏性哮喘。我嘱咐其家人避免孩子感冒，并告诉他们不必紧张，如无合并症，一般来说预后好。但如以后仍常发作，应检查一下孩子的免疫力情况。此两例后来发表于1986年《中华儿科杂志》24卷。

（四）小结

我曾进行过口服激发试验（OPT）、眼结膜激发试验（CPT）及皮下注射激发试验。根据自己在进行体内激发试验的点滴经验、教训和体会，提出以下几点供大家参考。

以下几种情况不需或不宜进行体内激发试验：

1. 已明确诊断者。

2. 病史中诱发症状较重者。

3. 心脏病、高血压、呼吸道疾病等慢性患者。

决定进行激发试验的注意事项：

1. 患者处于过敏性疾病的缓解期。

2. 近日未用过抗组胺药。

3. 必须在有经验的医生指导和严密观察下进行。

4. 做好急救的充分准备。

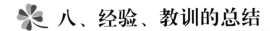

八、经验、教训的总结

我曾为年轻医生、为患者编著图书 5 本，写文若干篇。

（一）写文、著书

1. 在国内外杂志以第一作者发表文章 70 余篇，在《大众医学》、《健康报》、《鞍山科普》、《医学论坛报》等报刊发表多篇有关过敏疾病防治的文章，向患者传递过敏方面的科普知识。

2. 1997 年，编著出版第一本以小儿过敏为主的专业书《变态反应性疾病的诊治（从婴儿到成人）》，半年后再版。

3. 2002 年编著出版《呼吸系统变态反应疾病诊断治疗学》。书中内容来自临床，比较实用，受到大家的欢迎。

4. 2006 年为患者编著出版《解读过敏》一书。

5. 2015 年，为年轻医生编著出版《协和从医札记——关爱病人，学会分析》初版。

（二）参与专著撰写 13 本

除参与叶世泰教授、顾瑞金教授主编的多本变态反应专著外，还参与编写 2002 年第 7 版《诸福棠儿科学》、2005 年吴希如，李万镇主编的《临床儿科学》及 2005 和 2011 年两版蔡柏蔷、李龙云主编的《呼吸疾病学》等。

（三）获奖

1. 由于在国内首次发现并诊断变应性支气管曲菌病（ABPA），获 1986 年医科院级奖。

2.《变态反应性疾病的诊治（从婴儿到成人)》，1998 年再版，获医科院级奖。

3. 获北京协和医院 2011 年"杰出贡献奖"。

综 合 篇

✿ 一、清新的空气

例 62：她每次回国就干咳不止

2000 年 9 月 19 日，一位 31 岁女性来科就诊。

病史：在国外待了 8 年，每次回国就干咳不止，返回原地就好了。这次回国刚 2 个月又干咳不止，医生疑为哮喘病，但按哮喘病治疗无效。

我问："干咳夜里犯吗？"因为过敏性咳嗽常在半夜至凌晨发作。

她说："夜里从来不干咳。"

"室内重，还是室外重？"我要了解一下是室内的原因，还是室外的原因引起的干咳。

她很干脆地答复："室外。"

患者皮肤试验和验血均未发现过敏原。我告诉她："你的干咳看来是环境中的污染物刺激支气管引起的。"

患者很高兴，她完全同意我的看法。因为她又补充说："外出闻到汽车尾气就干咳不止。到清净的、空气清新的地方就不犯。"

当时我并不知道是空气中的什么污染物刺激了她。于是我开始阅读有关资料。

（一）维持生命最重要的空气

维持生命最需要的三要素是：空气、食物和水，其中最重要的是空气，没有了空气，几分钟人就会窒息而亡。空气中是什么对人如此重要？是氧气（O_2）。

抗日战争时期发生在重庆的六五隧道惨案，就是日军发动的重庆大轰炸中的最惨烈的一幕。1941 年 6 月 5 日从傍晚至午夜，日军连续对重庆实施数小时的轰炸，市内一主要防空洞部分通风口被炸塌，致洞内通风不足，洞内市民因呼吸困难，大量难民窒息，以及部分难民挤往洞口时互相践踏，造成数以千计的人员死亡，这是缺氧导致的惨剧。

（二）干净空气的组成

大气污染指离地球表面 12 公里以内的空气层污染的状况。

表 4　干净空气的组成（以体积计）

成分	%
氮（N_2）	78.10
氧（O_2）	20.93
氩（Ar）	0.93
二氧化碳（CO_2）	0.03
氦、氖、氙等稀有气体	0.01

（三）空气质量标准

表 5　空气质量指数

空气质量指数 *	空气质量指数级别	空气质量指数类别	表示颜色	对健康影响情况	建议采取的措施
0~50	一级	优	绿色	令人满意，基本无空气污染	各类人群可正常活动
51~100	二级	良	黄色	空气质量可接受，但某些污染物可能对极少数异常敏感人群健康有较弱影响	极少数异常敏感人群减少户外活动
101~150	三级	轻度污染	橙色	易感人群症状有轻度加剧，健康人群出现刺激症状	儿童、老年人及心脏病、呼吸系统疾病患者应减少长时间、高强度的户外锻炼

空气质量指数 *	空气质量指数级别	空气质量指数类别	表示颜色	对健康影响情况	建议采取的措施
151～200	四级	中度污染	红色	进一步加剧易感人群症状，可能对健康人群的心脏、呼吸系统有影响	儿童、老年人及心脏病、呼吸系统疾病患者避免长时间、高强度的户外锻炼，一般人群适量减少户外运动
201～300	五级	重度污染	紫色	心脏病和肺病患者症状显著加剧，运动耐受力降低，健康人群普遍出现症状	儿童、老人和心脏病、肺病患者应停留在室内，停止户外运动，一般人群减少户外运动
＞300	六级	严重污染	褐红色	健康人运动耐受力降低，有明显强烈症状，提前出现某些疾病	儿童、老年人和病人应当留在室内，避免体力消耗，一般人群应避免户外活动

* 空气质量指数主要指 PM2.5，以 mg/m³ 为浓度单位

[摘自《环境空气质量指数（AQI）技术规定（试行）》]

（四）PM2.5 的解读

PM 是颗粒物（Paticular matter）的英文缩略字，2.5 指颗粒物直径（简称粒径）为 2.5μm（微米），但这里 PM2.5 指粒径小于 2.5μm 的颗粒物。2.5μm 的粒径约为头发丝直径的 1/20，故 PM2.5 又称为细颗粒物。以此类推，PM10 指的是粒径小于 10μm 的颗粒物，又称为可吸入颗粒，或飘尘。因此，PM2.5、PM10 不是指一个数字，而是分别泛指粒径小于 2.5μm 和 10μm 的所有颗粒物。

颗粒越小，悬浮在大气中的时间越久，附着的污染物越多，同时被人吸入的机会也越多。由于颗粒很小，被吸入后容易进入肺的深部，大部停留在肺

泡，甚至穿过肺泡进入血液，对人的伤害很大。

总之，颗粒物的粒径越小，对人的伤害越大。因而受到人们普遍的关注。

（五）霾与PM2.5

霾色黄，由许多颗粒物组成，但其颗粒物的粒径较小，平均只有 $1 \sim 2\mu m$，即霾中的主要颗粒物是 PM2.5，它是造成霾天气的"元凶"。其主要是由硝酸、硫酸、灰尘（可吸入颗粒物）等组成。前些时日，霾曾发生在我国北方京津冀地区，它没有明显的边界，波及的范围大，颗粒物微小，对人的伤害很大。霾由汽车尾气、工厂排出的废气、冬日烧煤排出的废气，以及机动车在路上扬起的灰尘等混合组成。因此，它的形成主要是人的活动造成的环境污染，其治理也应由有关的政府部门一齐动手。此外，形成霾的颗粒物也易黏附病毒、细菌等。

（六）雾与霾的区别

雾与霾是两种不同的天气，二者的共同点是：影响能见度，都发生于室外。雾色乳白或灰白，是自然天气现象，当空气中湿度较大，达到饱和时形成的水滴（粒径 $10 \sim 20\mu m$）浮在近地面的空气中就形成雾。

二者的区别见表6。

表6　雾与霾的区别

	雾	霾
颜色	乳白	黄
波及范围	较小	大
边界	清晰	不清
主要成分	水滴	硝酸，盐酸，飘尘
粒径（μm）	$10 \sim 20$	$1 \sim 2$（PM2.5）
形成原因	自然	人类活动
高处形态	云	否
对人体伤害	小	大，需治理

从表6可知PM2.5与霾的密切关系，简言之，形成霾的颗粒物主要是PM2.5。

二、香烟烟雾是室内最重要的污染物

（一）香烟烟雾的组成

据称香烟烟雾中含有数以千计的化学物和化合物成分，至少有69种致癌，其中11种化合物如苯并芘等具高致癌性，这些有毒的烟雾颗粒物进入人体，对人的伤害极大。

香烟烟雾主要是PM2.5，其中大部分是PM1。

有人做过这样的观察，在一个$35m^2$大小的密闭室内环境，其PM2.5为$30\mu g/m^3$，空气质量为优，点燃第1支烟后，PM2.5很快升至$400\mu g/m^3$；点燃第2支烟后，PM2.5升至$800 \sim 1200\mu g/m^3$。如在这密闭室内环境同时点燃3支烟，PM2.5为$2000\mu g/m^3$，而室外严重污染时PM2.5为$900\mu g/m^3$。这些观察说明香烟烟雾有时猛于霾。

（二）香烟烟雾对人的伤害

香烟烟雾使一些呼吸道疾病如咳嗽、支气管哮喘、慢性支气管炎等发作或加重。有人观察到，父母吸烟将使被动吸烟的小儿发生哮喘病或使哮喘病加重，孕妇吸烟可使婴儿在出生后肺功能降低。

某研究所副主任说：90%的肺癌、70%的慢阻肺、25%的心脏病，均与吸烟或吸二手烟有关。儿童吸二手烟会使肺功能降低。

例63：父亲吸烟幼儿捂他的嘴

一位2岁男孩由其父带领，来我科治疗哮喘病。他们一进来，我就闻到孩子的父亲满口烟味，待病看完后，我问其父：

"你吸烟，孩子会怎么样？"

"他用手捂住我的嘴。"

"看来你吸烟他很难受。香烟有百害而无一利，对你对孩子都不利，为什么不戒掉？"

"我抽的都是进口烟，尼古丁含量少。"

"即使尼古丁含量少，禁不住你吸得多呀！来，这本书里有一段文章你看看。"

书中写道："由于吸烟给吸烟者和被动吸烟者的身体带来许多危害，1997年5月27日，世界卫生组织在世界无烟日（5月31日）的前夕公布，目前全世界吸烟人数已达11亿，其中8亿在发展中国家。许多国家和地区包括俄罗斯、美国、英国、法国、日本、德国等都在烟盒上写有警语。一些发达国家烟民正在不断减少，因而他们的烟草商转而向发展中国家进攻，我国成了他们瞄准的最大市场，他们大做广告。就以1995年为例，仅美国一年就从我国赚走了30亿元。"

"原来你是外国烟草的推销员！"我笑着说：

他直点头说："是！是！一定戒！一定戒！"

我又补充说："戒烟不只为你好，也为你的孩子好，更为这个社会好。"

例 64：孩子说：父亲吸烟我就喘

8岁男孩由其父母陪同于2009年7月23日从外地前来就诊。

病史：4年来反复咳嗽哮喘，无季节性，日夜均犯，夜重，需坐起。吸舒利迭，口服顺尔宁，效果差。个人过敏史：幼时曾患湿疹，已愈。3年前换新枕，睡侧面红肿伴咳，换枕后好。

体检：精神好，双肺清。

皮内试验混合夏秋花粉呈（＋＋＋）的强阳性，蒿草、豚草和葎草花粉为（－）。血清检验 T-IgE 158kU/L，多项夏秋花粉的血清特异性 IgE 0 级。

皮试夏秋花粉呈强阳性，临床应呈季节性发病，可患儿却为常年性发病。花粉过敏最多见的五官过敏症状患儿也不明显，这是个什么问题？需再问病史。

"你在室内犯得多，还是室外犯得多？"

"室内。"

"家中装修了吗？"

"十年前装修的。"

"有没有买新家具？"

"没有。"

"家中有没有人吸烟?"这一问,问出来问题了。

其父答:"我吸烟。"

"多少?"

孩子的母亲补充:"每日一包半",即 30 支。

我问孩子"你父亲吸烟,你感觉怎么样?"

"呛咳。"他又补充:"他常将睡里屋的妈妈呛醒。"

看来这是问题所在,也解释了为什么孩子常年犯病和日夜均喘,且室内多犯的主要原因。

我开了治疗哮喘病的普米克都保和临时平喘的万托林,并嘱其父减少吸烟量,避免孩子吸入二手烟。

2009 年 11 月 22 日去电话询问情况。知用药后一直未喘,经常开窗通风换气,其父吸烟如旧。我嘱其父减烟量,让其先减为每日吸 5 支。因为我听说,每日 5 支以下的烟量对人伤害较小。

在此,我要向嗜烟的朋友进言:香烟有百害而无一利啊!越早戒越好。

(三) 认识不足的现状及其严重性

《2010 年全球成人烟草调查》指出:3/4 的中国人不知吸烟对人的危害,2/3 的中国人不知二手烟对人的危害。

有关专家指出,我国是全球最大的烟草生产国和最大的消费国。目前全球有 10 亿烟民,我们占了 30%,约有 3 亿多,受二手烟伤害的约有 7.4 亿人,每年死于与烟草相关疾病的超过百万人(数据引自 2004 年 1 月 4 日的《焦点访谈》)。每年烟草销售所得远不及烟草引起疾病的医疗花费。

(四) 满怀希望看未来

2013 年 12 月 31 日,中共中央办公厅和国务院办公厅共同发布《关于领导干部带头在公共场所禁烟有关事项的通知》。该通知提出,领导干部不得在公共场所吸烟,不得在公务活动中吸烟,公务活动的承办单位不得提供烟草制品。

据报称,2014 年 11 月国务院有关单位提出《公共场所控制吸烟条例(送审稿)》征求意见,大意是禁止任何人在一切公共场所吸烟。当月 28 日,北京人大常委会通过《北京市控制吸烟条例》从 2015 年 6 月在本市公共场所室内全面禁烟，执行以来效果卓著。

中国疾病预防控制中心控烟办公室主任姜垣表示，中国每年有超过 10 万人死于二手烟暴露。从调查结果看，超过 95% 的公众知晓二手烟有害健康，超过九成的公众支持公共场所、工作场所和公共交通工具内全面禁烟，无论是吸烟者还是非吸烟者都有很高的支持度。目前中国已有 18 个城市出台了地方性的控烟法规。但是这个调查仅覆盖了 10% 的人口，仍有 90% 的人口没有受到无烟法律的保护。协会呼吁国家尽早出台《公共场所控制吸烟条例》，规定公共场所、工作场所和公共交通工具内全面禁烟（见 2017 年 2 月 24 日中国新闻网报道）。2017 年 3 月 1 日，继北京、深圳之后，上海出台了室内公共场所全面禁止吸烟的规定。

人们满怀希望看未来。

（五）个人和家庭的防控

由于吸烟有成瘾性，戒除有一定难度。但吸烟不只给个人带来疾病和痛苦，还眼睁睁地看着最亲的人因吸入二手烟，患上难以治愈的慢性疾病。想到这些，我们一定能戒掉。

北京阜外医院惠汝太教授曾发文称："停止吸烟，现在开始不晚。停止吸烟数天，肺功能开始改善；与继续吸烟者对比，戒烟 1 年者，心脏病发作的危险性减少 50%；戒烟 5 年，脑卒中死亡率与不吸烟者不再有差异，口腔、咽部癌肿的发生率回降 50%。戒烟 15 年后，吸烟对您的危害不复存在。"

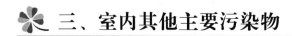

三、室内其他主要污染物

（一）甲醛

甲醛是一种挥发性气体，具有特殊的刺激性气味，其水溶液是大家熟知的福尔马林，国家标准为 $0.08mg/m^3$。关于甲醛对呼吸道的影响，现在认为它为呼吸道的刺激物，而不是致敏物。在较低浓度时，大部分甲醛不能到达下呼吸道，暴露者主要出现眼鼻的刺激症状，来门诊就诊者多数是因室内装修后很快进住而出现了症状。随着时间的推移，甲醛在空气中的浓度降低，患者的症状也会逐渐好转。但当工作环境中有高浓度的甲醛，如在室内装修时，甲醛作为黏合剂大量使用，可引起上、下呼吸道症状，使哮喘患者症状加重。

大约在 20 年前，我曾在门诊接诊一位患支气管哮喘的医学实习生，每当上解剖课时（那里福尔马林浓度特别高）哮喘就会发作，且持续时间较长。我用了多种药物，一方面为他治疗哮喘病，另一方面也设法使他能坚持上解剖课，但预防效果均不好，不得不痛别医学，转入其他专业。这个病例也说明，即使是刺激物引起的症状，仍是以避免为治疗的首选。

室内甲醛由以下物质产生：纺织品原料、地毯、绝缘材料、胶合板、普通和无炭纸、粒子板、防腐液、杀真菌剂、杀细菌剂、空气清新剂、化妆品和牙膏。不完全燃烧的木材、汽油、乙醇（酒精）和垃圾等燃料，则是室外甲醛的主要来源。香烟的烟雾中也含有甲醛。甲醛除了引起刺激外，高浓度和长期吸入可致癌。2005 年 3 月 14 日中国室内环境监测委员会发布的《3.15 室内环境特别警示》提醒广大消费者：被国际权威机构列为一类致癌物质的甲醛，已成为我国家庭装修中的主要污染物。

王维新著《甲醛释放与检测》中提到了不同浓度甲醛对人的伤害（表7）。

表 7　不同浓度的甲醛对人的伤害

症状	甲醛浓度范围（mg/m³）	平均浓度（mg/m³）
能闻到气味	0.06 ~ 1.2	0.1
眼有刺激感	0.09 ~ 1.9	0.5
咽部不适感	0.1 ~ 3.1	0.6
流泪	5.0 ~ 6.2	5.6
强烈流泪	12 ~ 25	17.8
危及生命的水肿、肺炎、哮鸣	37 ~ 60	37.5

（二）不良建筑物综合征

自从 1970 年新的、伴有调节冷热的中央空调的密闭建筑物问世以来，国外一些办公室的工作人员突然在工作环境中出现了症状。症状涉及鼻、眼和下呼吸道，患者诉说胸紧、头痛、皮肤干燥和下午疲乏。焦虑者也增多了。这些症状一般为非特异性，各种检查也未发现异常。诊断基于同一建筑物中突然出现了一大群患者。这些症状也发现于有加湿器和通过机械换气的建筑物中。这些建筑物的共同点是相对密闭。

我曾在国外访问学习，那里的办公室是对讲门，平时是关闭的，窗户是固定封闭，不能随意开关，只能隔窗眺望外面的蓝天白云和一望无际的远方。我想这样的办公室就容易产生"不良建筑综合征"。

要找出诱发症状的源头常常相当困难。只有少部分（＜40%）病例能发现污染物的来源。美国国立职业安全和卫生研究所认为，52% 的病例主要是换气不足所致，这里也包括室外进入的空气不足、室内过热和过冷、过湿和干燥等，或为建筑物内微生物污染增加所致。

一般室内为了减少能量的消耗，尽可能将居室密闭，结果新鲜和再循环的混合空气难以进入，这样室内各种污染物包括微生物和各种化学物（一氧化碳和甲醛等）的浓度增加，居住于这些建筑中的人们吸入这些粒子易诱发症状。经常开窗或增加换气速度以加速通风换气，能使症状很快缓解或消失。

（三）其他

二氧化氮（NO_2）的室内来源有煤气、煤油等，它对呼吸功能的影响不一。不过室内 NO_2 是引起呼吸道症状的一个次要的因素。室内砖是氡的重要来源，由于氡的放射性而造成的最大危害是致癌，与呼吸系统疾病无关。

总之，主要室内污染物来自室外的有臭氧（O_3）、二氧化硫（SO_2）；来自室内的有氡、甲醛、合成纤维、有机物、多环碳氢物、气雾剂、微生物、过敏原；既来自室内、也来自室外的有一氧化氮（NO）、一氧化碳（CO）、二氧化碳（CO_2）、颗粒物质。

四、食物品种的多样化

（一）食物品种应多样化

人需要的食物包括碳水化合物、蛋白质、脂肪、水以及各种维生素、微量元素等多种多样，没有一种食物能提供全部所需营养，多种食物互相补充，才有可能满足人体的需要。有专家提出每日至少摄入 12 种，不可偏食。

（二）与患者聊进食

例 65：我劝大腹便便的年轻人管住嘴

2000 年 7 月 11 日，一位男性患者由另一位男性陪同进了诊室，陪同前来的人从外表看像是患者的父亲，我在心里胡猜。二人都很胖，肚子挺得老高。在反复询问后，我知道患者就诊的主要问题是：皮肤奇痒、起疹多年，背上多，晚上重，冬天较轻。检查发现背部确有许多丘疹、也看见了搔抓后留下的累累痂痕和色素沉着斑点，而前胸一点也没有。

再一问，每到夏天，床上铺席已有多年，皮试尘螨阳性。问题找着了，是尘螨引起的，它们就藏身在这编织的席子的缝隙中。我嘱咐他去掉席子，睡床单，如果一定要睡席子，必须经常用开水烫，烫后晾干再用。即使以后铺床单，也易藏尘螨，也应常烫洗。我告诉他们尘螨的主要藏身处，并套出一个顺口溜：

众人寻它千百度，

蓦然回首，

这虫却在被枕床单处。

检查中，我发现患者腰围特别大，年龄却只有 33 岁。当时又有空，我管起"闲事"来。

"抽烟吗？"我问。

"基本不抽。"

"喝酒吗?"

"喝。"

"多少?"

"一次能喝8~9两白酒。"

"多少时间参加一次宴会?"我又问。

陪同的人说:"1个月约有20次,没法。"

患者指着陪同的人说:"他比我还小1岁,只有32岁呢!"

我更惊讶了,不敢告诉他们我刚才的猜想。

我说:"你的病虽然痒得难受,但不是大问题,可以好。血脂高吗?"

"高。"

"这才是影响健康的大问题,虽然这已超出我的主题,但我也要告诉你们。做什么工作的?"

"金融,他是会计,我是出纳,这工作总是需要应酬的。"他们说。

我说:"常参加宴会,看来是好事,实际却是坏事,常大吃大喝会影响健康和寿命的。脂肪不只存在肚皮里,也沉积在血管内,使血管内径变窄或发生斑块,这样就容易发生堵塞,堵塞在脑里就是脑栓塞,堵塞在肺就成了肺栓塞,管心脏的血管堵了,就会发生心肌梗死,你们可要小心啊!

"你们年龄并不大,可看起来要比实际年龄大一些。"

我将这句话说出来,是想刺激、吓唬他们一下,希望他们幡然醒悟,我是真心为他们好啊!

"千万注意多吃蔬菜水果,多运动。"

他们连声称谢而去。

(三)专家进言

何裕民教授说:健康指数测量腰围更合理,中国人的腰围,成人男性上限为90cm,女性上限为80cm。人的胃肠道适合以素食为主的杂食。

人类的饮食特点是由消化道的功能所决定的。比如,我们的牙齿表面是平的,我们能上下横向咀嚼,我们的肠道特别长,是身高的5.6倍,适合高纤维食物的消化这些都说明,多少万年来形成的消化道要求我们必须以素食为主。

记住:腰围越长,寿命越短。微饿有助健康。

❀ 五、身体对水的需要

例66：他心跳加快的原因探寻

2015年6月的一天，邻居一位85岁老人找我，他说因中午吃得太多，引起心跳加快、难受，看他有些坐立不安。我做了简单的检查，他指端温暖，脉搏每分钟85次，有力，律齐。

再仔细了解，他中午吃得并不多，不会让他撑得这样！

患者近两三年来常心跳加快，曾发生在午夜，有时伴出大汗，为此，曾拨打过120，看过急诊，做过心电图，背过动态心电图仪（Holter），均未查出异常。是否因为他太紧张引起的？但不好解释他半夜也因突发心跳加快醒来。

我又了解到，他当天午饭后一直未进汤或水，是否喝水太少所致？我建议他喝水看看，当他喝了一杯水后，情况有了好转，不再难受，心率也随之减慢，再喝水，最后恢复了正常。

原来是脱水，血循环中流量不足引起的心跳加快，我让他以后多喝水，之后便很少发作，偶发，多喝水，心率就会恢复正常。

通过这个病例，我明白了体内缺水并不都表现为口渴，而是只表现为心跳加快，是否与年老细胞不敏感有关？真是活到老，学到老，学无止境啊！

我回想起40多年前，在临床也遇到1例心跳加快的问题，那时我还在新疆工作。

一天中午，电话铃声响了，是值班医生打来的。他接诊了一位两岁的腹泻小儿，正在输液中，突然发现心跳加快，是发生了心肌炎，需要减慢补液速度，还是输液不足，需要加快补液速度？他征求我的意见。

到了病房，仔细观察，详细询问病史，了解到孩子每天只泻两次，检查发现心率较快，但心律齐，有力。主要是什么问题，我仍然拿不定主意，继续观察。我掀开被子揉孩子的腹部，这一刺激使他拉了一床像水一样的稀便。我一下明白了。在我们严密观察下，加快速度补液，不一会，心跳慢了下来。

通过这个病例，我们得出这样的教训：①年稍长的孩子，脱水体征不像婴儿那样明显，腹泻次数也不一定多，但量多，不能只从体征和腹泻次数来估计脱水的严重程度；②当缺水血容量不足时，心率也会加快，应仔细观察，加以鉴别。

（一）人体体液总量及其分布

在那远古的洪荒时代，人类的祖先是生活在海洋中的鱼，至今，人体中的液体仍占体重的多半，体液包括外分泌，如鼻涕、泪液和血液都是咸的，这是祖先在我们身体内留下"来自海洋"的痕迹。

人体体液的总量（以体重的百分率计），虽然随着年龄的增加而有所减少（表8）。但任何年龄，水都是人体的重要组成成分。在一个短时间内，对维持生命来说，人可无食，但不能无水，对水的需要比对食物的需要更重要。

水是体内运转代谢的基础，没有充足的水，细胞的一切运转均难以进行。此外，就水的代谢来看，小儿较成人快。因此，他们更易脱水。

表8　人体体液总量及其分布 *

年龄	体液总量	细胞内液	细胞外液
新生儿组	80	35	45
成人组	60	40	20

* 按体重的百分比（%）计

（二）体液不足的表现

缺水原因很多，婴儿多因腹泻所致，成人则常因摄入量不足引起。而表现也不尽相同，婴儿表现脱水体征明显，如前囟下陷，皮肤弹性差，心跳加快，尿少；成人则表现为口渴，心跳加快，尿少等，重者则烦躁不安。

（三）进水注意事项

1. 喝水量应以每日体内的需要为主要依据，不能以口渴作为体内需要水的信号，因为口渴是细胞已经缺水的信号，我们不能在细胞已经缺水时才去补充，应早一步。常人应少量多次。

2. 不能以饮料、啤酒等代替补水。因为这样的液体不但补充不了体液，还会在体内产生一些反应排走体内的液体使体内更缺水。饮料会使人越喝越渴以致更加缺水，得不偿失。

体 会 篇

在北京协和医院变态反应科创始人张庆松教授和叶世泰教授的引领下，我进入了变态反应科领域，在这无边的知识海洋中学习、探索着，快乐常伴随着我。

❋ 一、相助、协作、相知

几十年来，我从对变态反应一无所知到积累了一点经验，能更好地为患者做一点工作，除领导的支持和帮助外，与科内外、院内外许多同事的相助、协作分不开。我常回忆起他们的热情相助，在我们工作有困难的时候，伸出了援手，还帮助我们认识了新的事物。

协作中互相取长补短，诊治水平不断提高。实验方面，他们探索着新的方法；在临床，通过我们的努力和实验工作的支持，提高了疾病和病因的诊断率，患者得到正确的治疗，使他们从病痛中走了出来。在为患者的诊治中，我们相互切磋、相互帮助，建立了友谊。

我还特别要提到，这些热情相助、互相协作的往事，都是在没有给予任何资金支持和报酬的情况下完成的。我们是为了一个共同的目标走到一起来的。这共同的目标就是"以病人为中心（见 2013 年 12 月 10 日《光明日报》)"，就是全心全意为患者服务。

还有，本书中和我编著的其他专著中的许多生动的照片，丰富了书的内容，都是北京协和医院原照相室的同仁们为我照的，虽然照相室已随着科学技术的发展不复存在，但他们的功和劳，依然那样清晰地留在我的记忆中。我很感激他们。

❋ 二、问、随访和记录的重要性

在临床诊治中，要勤问、勤思考，经过多方面寻找答案。临床问题解决了，医生也积累了经验。

我问一位进修医生："这一个月有什么问题？"

答："没有。"

"我想，一定有一些东西与你擦肩而过了。多问，问老师，问患者，问书本，对患者好，你也获益，这是双赢。"

说到随访，谈谈我的一点体会。

几年前，当我在特需门诊时，除取血后需要复诊者转到普通门诊外，我还将需要随访的患者也转到普通门诊继续诊治，因为只有在普通门诊才能做到长期随访观察。当我只上普通门诊后，我有更多时间仔细诊治患者，患者得益，我也从中受益，因为在长期观察中，我不断获得和发现新的东西，这是金钱换不来的，从深层次计得失，我乐此不疲。

此外，诊断不明和重症患者需要随访，而随访应有记录。

我来北京协和医院变态反应科，一开始就登记了我诊治的每一位患者，当时的目的只是为了学习，后来发现它们还另有许多用处，通过登记的病例，我学到许多过敏反应方面的知识，了解到过敏性疾病发生的一些规律，看到疾病发生的新动向。现在它们又帮我回忆起几十年来的许多让我感动的人和事。

❀ 三、时间的安排

2013年9月，我在武汉同济医院过敏反应科召开的一次全国会上，以"关爱病人，学会分析"作了初讲，受到了大家的欢迎。

会后，有医生问："你怎么有那么多时间？"

我告诉他们《冬吴相对论》中讲的一段：这里有一些大小不等的石头，还有沙粒，需要装进一个缸子里。问，如何装，可以装得最多？答案是：先放大石头，再放中等大石头，然后再放小石头，最后才放沙粒，这样可以放得最多。

时间的安排也是一样。时间像缸子，是固定不变的，在时间的安排上，也要分清轻重缓急，掌握"要事优先"的原则，小事则利用零碎时间去完成。在一段时间内只能安排一件要事，如果同时要做几件大事，就会什么事都做不好。但也不要成了书呆子，脑力劳动是体力劳动的休息，反之体力劳动是脑力劳动的休息。因此，安排时间还要注意劳逸结合。

❀ 四、体谅和关爱

又有医生对我说："对大多数患者，我的态度是好的，但有的患者态度不好，我就有些烦。"

我说："我也遇到过这种情况，不过想一想他们可能对自己的病不了解，有恐惧感，或是为了挂号，排了一夜队，心烦意乱。我曾遇到一位患者，连夜坐火车从河南来京，早上到，每次我都给她加了号，但必须看完正号后才为她诊治。从她们的角度想，一夜未睡，为了采血也未进食，还要等很久才轮到自己，心烦是正常的，多几分体谅，几句安慰话，她们的心烦就会减少许多。"

"还有一种情况，患者期望太高，一位慢性荨麻疹患者从外地前来就诊，满怀希望治好她的病，看完后，她的丈夫回过头来说了几句难听的话，当时我虽闭口未言，心中却很不高兴。后来想想，我的解释工作没有到位，换个方式，可能就好多了，这样一想，问题还在我，也就不生气了。"

2012 年的一天，记者在采访我时问道："您如何看待目前的医患关系？"

我答："从医生的角度看，我认为医患关系中，医方是主要方面。以内科疾病来说，很多都不能治愈，所以患者的思想负担很重。但是很多病是可以得到控制的，在这种情况下，患者最需要的是看到希望，得到安慰和鼓励，而这一点，恰恰是所有医生都能做到的。现在门诊患者太多，医生有些应接不暇，但对重点患者耐心做好解释仍是必要的。多一些理解，多一分关爱，将患者的恐惧感、失望、担心等心理问题，化解在萌芽阶段。近年来，不良事件、恶性事件时有发生，原因很多，但就整体而言，医患关系是好的。患者仍然是渴望我们救助的庞大群体，在与病魔作斗争中，医方和患方应该是亲密的战友。"

中国中央人民广播电台《中国之声》栏目多次讨论医患关系问题，也谈到美国的情况，包括提高医生的待遇。在这里我仅作一点补充。

1993 年，我曾到美国南佛罗里达大学医学院变态反应科访问学习近 10 个月。回国后，在《健康报》"世界卫生""出访归来"一栏中发表了 3 篇文章。其中一篇题为"幸遇雷德弗德（Ledford）医生"，发表日期为 1995 年 5 月 11 日，在此，我摘要抄录于下：

"我偶然在医学院周刊上看见了关于雷德弗德医生获奖的报道，还附有照片。内容是他为一个慈善门诊利用业余时间（后来他告诉我是每月第 1 和第 3 周的星期一晚上 18~21 时）为穷人义诊了 7 年，因此获奖。"

这则报道引起了我对他的好感和尊敬。"

"Ledford 是变态反应科医生，他看起来挺严肃，可是说话十分和善，走起路来大步流星，来去匆匆。后来的事实也证实他是一个对人诚恳，工作勤奋，学习努力的好医生。

他告诉我：为什么我们学习、开会和讨论病例都放在早上，讲课放在中午呢！因为工作时间开会要扣工资。我们（指副教授以上的医生）为什么要去 Lockey 医生的办公楼（一个较大的门诊所）去看病呢？是想改善自己的生活。"

我想这样一来他至少有三种不同的门诊。

一是为工作，在大学变态反应科门诊，常常上午到 13 时，下午到 18 时才下班。

二是为赚钱，这里没有下级医生，一切都得教授自己去做，写病历查体，在各诊室间忙个不停。我估计这相当于我国的特需门诊。

三是义诊，为穷人义诊是不收钱的，完全是自愿尽义务。

我说"你为穷人免费义诊这么长时间真是了不起！"

他说："确切地说，我们义诊的对象是低收入的人。"

后来我知道他的夫人也随他去义诊处，教哮喘患者如何使用喷雾剂。

在国内，我听说美国医生只知道赚钱，互相串通把患者转来转去。而今我看到另一面。我告诉 Ledford 医生"回国后我要写文章告诉我的同胞，许多美国医生不只赚钱，也为人民服务呢！"

✿ 五、热爱这工作

在几年前的 CCTV-10 百家讲坛中，纪连海老师说："职业，我需要，因为我要生活；事业，我热爱，我愿为它付出一切。"

我和许多医生一样，当选择了医生这一神圣职业作为终生事业时，就决心当一名好医生。医生是我的职业，也是我热爱的、愿终生为之奋斗的事业。

1980 年来北京协和医院以后，耳闻目睹许多老前辈的敬业精神，一丝不苟的工作作风，这些都感染和教育着我，使我更加勤于学习和奋进。

从医六十年来，我为患者尽心尽力诊治，付出了心血，攻克了一个个难关，我的喜与愁，多与患者的安危紧密相连。

我相信一分耕耘，就会有一分收获。工作让我收获了许多新的知识，积累了一些经验，使我能在为患者诊治中克服重重困难。金钱带给人的快乐永远是暂时的，通过医生的努力，疑难病患者得到确诊，重症患者转危为安，那快乐才是持久的，甚至是终生难忘的。工作中，我有过烦恼，但一切烦恼都在这熊熊燃烧的喜悦中化为灰烬，我仍执着地前行着。

2011 年的院报和 2012 年的健康报在介绍我时写的四句话：

> 耐得住寂寞　守得住清贫
>
> 负得起责任　担得起使命

我体会这几句话的意思是：不要急功近利，要全身心为患者服务。这四句对我来说，言重了。我只将它看成是对我的鞭策和鼓励。抄录于此，与同道共勉！

六、难忘病友情

当我已离开临床两年时，突接到我的一位老患者打来的电话："文老，告诉你一个好消息，我的总 IgE 已下降至 200 多，激素只用了少许。"

这确实是令我十分高兴的好消息，我也因他愿与我分享他们的喜悦而感动。

我们对患者好，患者对我们也会好，不少同忧同喜的往事仍历历在目。

翻开珍藏多年和近至今年患者满怀深情的来信，看到那几幅苍劲有力的"好医生"、"圣手丹心"条幅，患儿母亲边学边为我绣的三双大小不同的绣花鞋垫，以及写着"昭示爱心悬壶志，明达病理济世心"的小小纸条上，历历往事浮现于眼前，我的眼眶湿润了。

虽然已经是 20 世纪 80 年代的事，但这几个字始终那样清晰地存留在我的脑海中。老大爷看完病后，拄着拐杖走到诊室门口，又回过头来对我说："大夫，你真好！"

我们每位医生都收到过这满怀深情厚谊的礼物。让我们感动，受到激励。

这世界，人与人之间，需要诚信、需要爱！

后　记

几年前，我在体检中心，巧遇友人徐敬琴教授。她说："喂！刚才与你打招呼，为什么不理我？"

我连忙说："真对不起，我没有看见啊！"

她说："明白了。"

多年来，我常常因眼疾对朋友"视而不见"，仅在此致以深深的歉意，请多多原谅。

它是我心中的"痛"。

我还要对年轻医生说说我在书中未讨论到的问题。科研工作一定要讲诚信，用我们的辛勤劳动换来的丰硕成果，经得住岁月的考验，会给人带来无尽的快乐！

民俗泰斗钟敬文先生说："知识分子应该是社会的良心，是中流砥柱。"

在临床的研究中，一定要实事求是，讲诚信。哪怕一点点弄虚作假，吃亏的最终是患者和自己，如果弄虚作假的人多了，受影响的将是整个医疗事业。

附录 本书缩略语的中英文全名

缩略语	英文全名	中文解释
ABPA	allergic bronchopulmonary aspergilosis	变应性支气管肺曲菌病
ACD	allergic contact dermatitis	过敏性接触性皮炎
AD	atopic dermatitis	特应性皮炎
Af	aspergillus fumigatus	烟曲（霉）菌
AI	allergic inflammation	敏（变应）性炎症
ASA	Acetylsalicylic acid	乙酰水杨酸
B-P	build-up phase	（免疫治疗中的）递增量阶段
BPO-HSA	benzyl penicilloyl-Human serum albumin	苄青霉噻唑－人血清白蛋白
BPT	bronchial provocation test	支气管激发试验
CB	central bronchiectasis	中心性支气管扩张
CD	contact dermatitis	接触性皮炎
CPT	conjunctive provocation test	眼结膜激发试验
CVA	cough variant asthma	咳嗽变异性哮喘
DPI	dry powder inhaler	干粉吸入器
ICD	irritant contact dermatitis	刺激性接触性皮炎
IPT	immediate patch test	快速斑贴试验
IgE	immunoglobulin E	免疫球蛋白 E
IgG	immunoglobulin G	免疫球蛋白 G
JACI	Journal of allergy and clinical immu-nology JACI	过敏和临床免疫杂志
M-P	maintenance phase	（免疫治疗的）维持阶段
NPT	nasal provocation test	鼻激发试验

NSAIDs	nonsteroidal anti-inflamma-tory drugs	非甾体抗炎药
OPT	oral provocation test	口服激发试验
PEF	peak expiratory flow	呼气流量峰值
PM	Particulate matter	颗粒物
SCIT	subcutaneous immunotherapy	皮下注射激发试验
SPT	skin prick test	皮肤点刺试验
Sw	silk waste	废丝，即丝绵

彩色插页

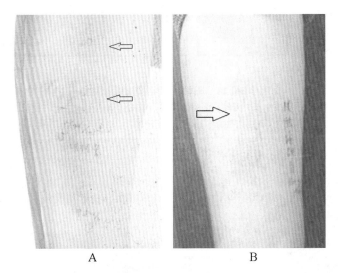

图 24　阳性的青霉素快速斑贴试验

A. 10 分钟局部出现许多小风团；B. 逐渐融合成一个大风团

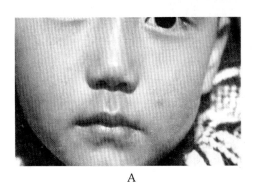 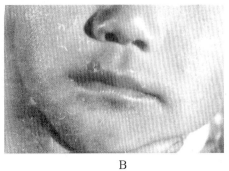

图 27　萝卜过敏患儿皮肤表现

A. 唇上贴萝卜 1 片，15 分钟后出现红晕；B. 24 小时后局部起疱疹

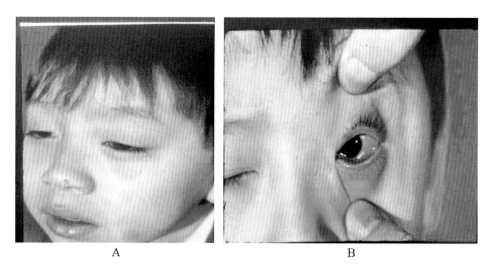

图 28　阳性的眼结膜激发试验

A. 结膜充血、发红；B. 结膜充血、眼睑水肿和泪流处出现红晕

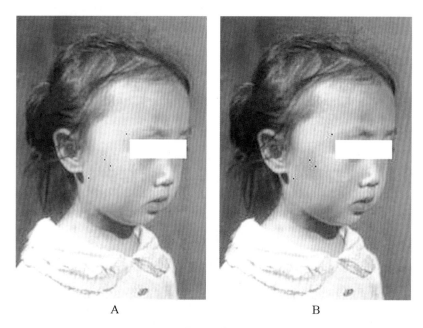

图 36　口服维生素 C 激发试验

A. 口服维生素 C 前；B. 口服 1 分钟后右面出现红晕，7 分钟后消退

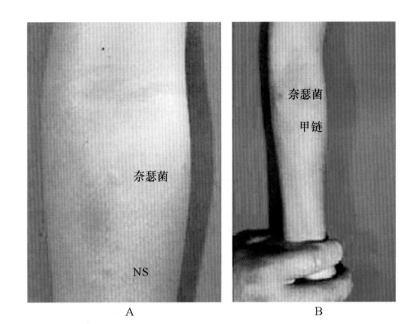

图 37 奈瑟球菌皮内试验

A. 阳性速发型反应的奈瑟菌皮内试验；B.2 小时后的迟发型反应